PERFECT
MASTER

歯科国試
パーフェクトマスター

パーシャルデンチャー補綴学

安部友佳・岩佐文則・馬場一美 著

第2版

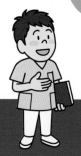

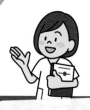

JN050536

医歯薬出版株式会社

執筆者一覧

昭和大学歯学部歯科補綴学講座

安部友佳

岩佐文則

馬場一美

はじめに

　パーシャルデンチャー補綴学は，歯を喪失した部分歯列欠損の患者に対し，形態や機能，審美性を回復してQuality of Lifeの向上を図ることを目的とし，パーシャルデンチャーによる補綴治療の理論と技術を追求する学問です．歯を失って生じる顎口腔系の形態的変化だけではなく，機能や審美性に関連した訴えは患者により多様であり，歯科医師には，患者個々人に対応したオーダーメイド医療の実現が求められています．加えて，近年の高齢者人口の急速な増加に伴い，部分歯列欠損患者は増加の一途をたどっており，パーシャルデンチャーによる補綴治療が果たす社会的な役割は非常に大きく，それに伴い歯科医師国家試験の出題傾向や出題内容も変化しています．

　歯科医師国家試験出題基準では，知識や技能を適切に評価するための基本的事項が出題範囲の大項目として挙げられています．しかし，昨今の歯科医師国家試験では，より臨床に即した知識や最新の歯科医療の動向と紐付けられた知識も求められています．

　これらの点をふまえて，本書では以下の点を考慮して執筆しました．

　標準的なパーシャルデンチャー関連の教科書に準拠した構成とし，要点をできるだけ簡潔にまとめました．学術用語については，『歯科補綴学専門用語集 第5版』（公益社団法人日本補綴歯科学会 編，医歯薬出版）を基本として，歯科医師国家試験出題基準との整合性を図りながら，本書内で用語を統一しました．治療に関するセクションでは，理解の一助となるよう，写真や図を多く取り入れ，基礎的事項も充実させました．

　本書が，歯学生の卒前教育の教材として幅広く活用され，パーシャルデンチャー補綴学への理解が深まれば幸甚に存じます．

2023年1月

馬場一美

歯科国試パーフェクトマスター

パーシャルデンチャー補綴学　第2版　目次

Chapter 1
歯の欠損とパーシャルデンチャー

Check Point

・歯の欠損に伴う障害
・パーシャルデンチャーの特徴
・パーシャルデンチャーを用いた補綴歯科治療の意義

I. 歯の欠損と顎口腔系の変化

A 歯の欠損と年齢の関係

歯の欠損の数(欠損歯数)は年齢とともに多くなる傾向にある.

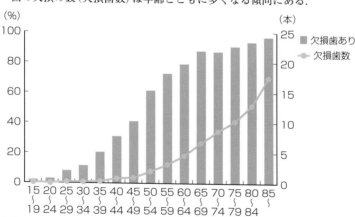

年齢による欠損歯の推移(平成28年歯科疾患実態調査)
口腔衛生状態の向上によって喪失(欠損)歯数,喪失歯所有者率は減少傾向にあるが,増齢的な欠損の増加傾向は続いている.

B 歯種別欠損率の増齢的経過

歯種により歯を喪失する割合が異なり，残存しやすい歯，喪失しやすい歯がある．一般に大臼歯の欠損率が高く，犬歯のそれは低い傾向がある．

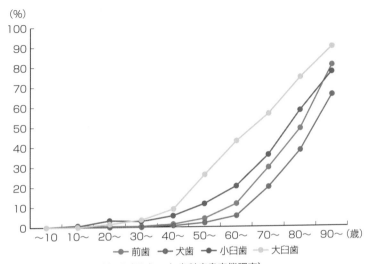

歯種別欠損率の増齢的経過（平成23年歯科疾患実態調査）

C 歯の欠損にかかわる因子

1）老化因子

一般に50歳を過ぎると細胞の代謝活性，組織の反応，適応性などが急激に低下する．こうした傾向は顎口腔系にもみられ，補綴歯科治療の予後を考えるうえで十分配慮する必要がある．顎口腔領域に高頻度で認められる加齢変化は，

①咬耗

②辺縁歯肉の退縮

③顎骨，筋の変化

などであるが，これらの生体組織の老化のみで歯が失われることはない．

しかし，生体組織の生理機能や免疫機能の低下により歯周疾患が増悪しやすくなったり，齲蝕が広範囲に進行して歯が失われることは稀ではない（→p.53参照）．

2) 病的因子

歯の欠損にかかわる直接的原因として下記のような因子があげられる．

① 齲蝕

② 歯周疾患

③ 外傷

④ 矯正治療

⑤ 位置異常歯

⑥ 口腔腫瘍

⑦ 先天異常

また，これらを助長する全身的な因子もある．糖尿病や肝疾患があれば感染に対する抵抗力は低下し，認知症や脳血管障害による運動障害が生じると口腔ケアが不十分となるため，齲蝕や歯周疾患に罹患しやすくなる．

D 歯の欠損により生じる変化

歯が欠損すると歯だけがなくなるのではなく，歯根膜も失われるため歯根膜内に局在していた神経終末の感覚受容器を失うことになる．さらに，歯槽骨も吸収され顎骨の形態的な変化も生じる．

1) 機能的変化

咬合力，咀嚼能率の低下

2) 感覚的変化

歯根膜（感覚受容器）の消失

3) 形態的変化

歯槽骨の吸収

E 歯の欠損に伴う障害 よくでる

1) 一次性障害

歯を失ってすぐ，あるいはごく短期間に生じる障害.

① 咀嚼障害
② 発音障害
③ 感覚障害
④ 審美障害

2) 二次性障害

歯の喪失を放置し，時間の経過とともに歯，咬合，歯周組織，歯列に生じる病的な変化.

① 移動，傾斜，挺出
② 隣接接触点の喪失
③ 咬合接触の変化，早期接触，咬頭干渉
④ 咬合位の変化
⑤ 食片圧入，歯周組織の炎症，隣接面齲蝕

3) 三次性障害

二次性障害による咬合異常が生じ，これにパラファンクションが加わって筋や顎関節に生じる障害.

① 咀嚼筋障害
② 顎関節障害

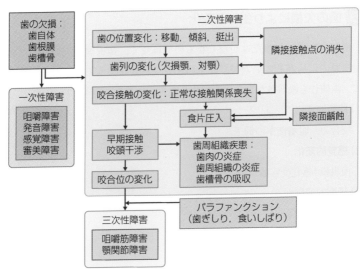

歯の欠損による顎口腔系の変化（スタンダードパーシャルデンチャー補綴学. p.23改変）

4) 歯の欠損と口腔関連QOL

医療技術の進歩によって寿命が伸び，超高齢社会に突入したわが国では，医療の目的が延命から生命の質の尊重へと変化し，生活の質（quality of life；QOL）の重要性が認識されるようになった．歯科においても患者による治療に対する満足度や患者のQOL評価が重要視されるようになった．歯の欠損は，口腔関連QOL（oral health-related quality of life）とよばれる口腔の健康に関連したQOLを損なう大きな原因である．

評価方法については→p.52参照．

Ⅱ．パーシャルデンチャーの特徴

A パーシャルデンチャーの定義

パーシャルデンチャーは"1歯欠損から1歯残存までの欠損"によって生じた形態的・機能的な変化を回復し，その状態を維持することを目的として製作される着脱可能な歯科補綴装置である．英語でいうと可撤性のRPDと固定性のFDPに大別されるが，一般的にパーシャルデンチャー（部分床義歯）とは前者をさす．

①Removable Partial Denture（RPD）

　咬合力など機能時に発生する力は歯と欠損部顎堤の両方で負担

②Fixed Partial Denture（FPD）＝固定性部分義歯（橋義歯・ブリッジ）

　咬合力など機能時に発生する力は支台歯が負担

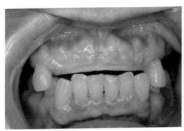 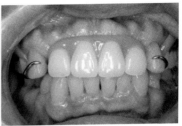

パーシャルデンチャーによる補綴歯科治療

B パーシャルデンチャーの位置づけ

小 ←歯質欠損→ 大		小 ←歯の欠損→ 大		
インレー	クラウン	ブリッジ	パーシャル デンチャー	コンプリート デンチャー
充填	クラウンブリッジ（固定式）		有床義歯（可撤式）	
		インプラント義歯		
保存修復学	歯科補綴学			

C 年齢による補綴装置の推移

　パーシャルデンチャーはすべてのパターンの部分的欠損歯列に適用可能であるが，一般に1〜2歯欠損に対してはブリッジが適用される．欠損歯数が拡大したり，歯列後方の臼歯を喪失するとブリッジが適用できなくなり，パーシャルデンチャーが用いられる．さらに欠損が拡大し残存歯をすべて失うとコンプリートデンチャーが適用される．インプラント義歯もすべてのパターンの欠損に対応可能である（→p.150参照）．

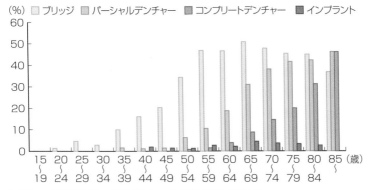

(%) □ ブリッジ ■ パーシャルデンチャー ■ コンプリートデンチャー ■ インプラント

年齢による補綴装置の推移（平成28年歯科疾患実態調査）
パーシャルデンチャー，コンプリートデンチャーの装着者数の割合は，増齢的な欠損歯数の増大（→p.1参照）に伴い増加傾向にあるのに対して，ブリッジについては60歳以降ほぼ横ばいである．

D パーシャルデンチャーの目的

①咀嚼・発音などの機能低下の回復

②外観の回復

③残存歯，顎堤粘膜，顎関節などの保護

④正常に回復された形態・機能の保持

⑤患者の心理的な負担の解消

⑥生活の質（QOL）の向上

⑦残存歯の移動・傾斜・捻転・挺出の防止と負担軽減

⑧咬合異常発生の防止

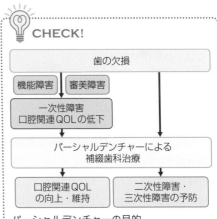

💡 CHECK!

歯の欠損

機能障害　審美障害

一次性障害
口腔関連QOLの低下

パーシャルデンチャーによる
補綴歯科治療

口腔関連QOL
の向上・維持

二次性障害・
三次性障害の予防

パーシャルデンチャーの目的
歯の欠損は食事・会話などの機能障害や審美障害の原因となり，口腔関連QOLは著しく低下する．パーシャルデンチャーを用いた補綴歯科治療は，これらの障害により損なわれた口腔関連QOLを向上し，その状態を維持すること，また，欠損を放置することにより生じる障害を予防することを目的とする．

E パーシャルデンチャーの特徴 (→ p.52 参照) よくでる

1) ブリッジとの比較

(1) 利点

① 支台歯の切削量が少ない

② 欠損部の形態回復が容易

③ 可撤性のため修理・追加が容易

④ 一般にブリッジより安価

⑤ 適応範囲が広い（欠損歯数に関係なく適応できる）

(2) 欠点

① 咀嚼能率が低い

② 異物感が大きく，発音障害を招きやすい

③ 審美性に劣る（クラスプ）

④ 支台歯の齲蝕，歯周疾患などを誘発しやすい

⑤ 着脱の手間がかかる

2) インプラント義歯との比較

(1) 利点

① 安価で侵襲性が低い

② 欠損部顎堤の形態回復が容易

③ 可撤性のため修理・追加が容易

④ 適応範囲が広い

(2) 欠点

① 咀嚼能率が低い

② 異物感が大きい

③ 審美性に劣る（クラスプ）

④ 支台歯の齲蝕，歯周疾患などを誘発しやすい

⑤ 着脱の手間がかかる

Chapter 2
歯の欠損様式と義歯の分類

Check Point

・Kennedyの分類
・Eichnerの分類
・パーシャルデンチャーの目的別分類

　部分的な歯の欠損をきたしている歯列における歯の欠損パターンは多様である．欠損パターンや欠損に対応して製作されるパーシャルデンチャーを一定のルールで分類し，共通の性質のあるグループにまとめることができれば，病態を把握しやすくなり情報共有のうえでも有用である．

Ⅰ．Kennedyの分類

CHECK!

Kennedyの分類は，義歯で補綴を行う欠損部の残存歯に対する位置関係をもとにした分類で，義歯床と支台歯の位置関係を容易に把握でき，義歯の支持様式（→ p.20 参照）を理解しやすい．片顎のみの分類であり，上下顎間の咬合接触関係・咬合支持域の有無については**Eichnerの分類**を参照する必要がある．

Kennedyの分類

欠損様式

- ・欠損部の位置によりⅠ～Ⅳ級を決定
- ・級を決定した欠損部を除き，他の欠損部位がある場合にはその数を類とする（同一歯列内で2か所以上の欠損がある場合には最後方の欠損領域から級を決定）
- ・抜歯予定の歯は欠損として分類．補綴対象としない歯（第三大臼歯や第二大臼歯，先天欠如など）は考慮しない

級	定義	欠損様式
Ⅰ級	両側性の歯の欠損が残存歯の後方に位置するもの	両側遊離端欠損
Ⅱ級	片側性の歯の欠損が残存歯の後方に位置するもの	片側遊離端欠損
Ⅲ級	片側性の歯の欠損部の前後に残存歯が存在するもの	中間欠損
Ⅳ級	歯の欠損部が歯列の両側に及び，その遠心に残存歯が存在するもの（類なし）	正中を含む中間欠損（前方遊離端欠損）

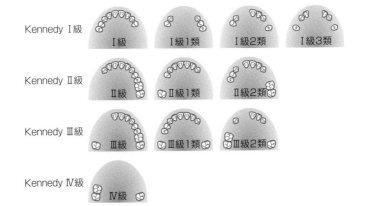

Kennedy Ⅰ級　Ⅰ級　Ⅰ級1類　Ⅰ級2類　Ⅰ級3類

Kennedy Ⅱ級　Ⅱ級　Ⅱ級1類　Ⅱ級2類

Kennedy Ⅲ級　Ⅲ級　Ⅲ級1類　Ⅲ級2類

Kennedy Ⅳ級　Ⅳ級

Ⅱ．Eichnerの分類

CHECK!

Eichnerの分類は，上下顎の左右の小臼歯・大臼歯による4つの咬合支持域がどれだけ残存するかによる分類である．

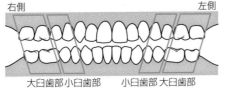

右側　　　　　　　　　　　　左側

大臼歯部 小臼歯部　　小臼歯部 大臼歯部

咬合支持域
臼歯部における咬合接触を咬合支持とよび，左右側小臼歯部・大臼歯部の4つの領域に分けられる．

Eichner の分類

群		分類	
A群	支持域がすべて存在	A-1	歯の欠損なし
		A-2	片顎の歯列に欠損あり
		A-3	両顎の歯列に欠損あり
B群	支持域が部分的または全部喪失しているが，咬合接触はある	B-1	支持域が3つ存在 (支持域が1つ喪失)
		B-2	支持域が2つ存在 (支持域が2つ喪失)
		B-3	支持域が1つ存在 (支持域が3つ喪失)
		B-4	支持域が失われているが，前歯部での接触がある
C群	咬合接触がない	C-1	両顎に残存歯はあるが咬合接触がない
		C-2	片顎が無歯顎
		C-3	両顎が無歯顎

・支持域を構成する歯の一部が失われても，咬合接触があれば支持域が存在すると評価.
・<u>7</u>と<u>6</u>，<u>6</u>と<u>7</u>，<u>5</u>と<u>4</u>，<u>4</u>と<u>5</u>は咬合接触なしを基本とするが，実際に口腔内で接触があれば支持域として含める.

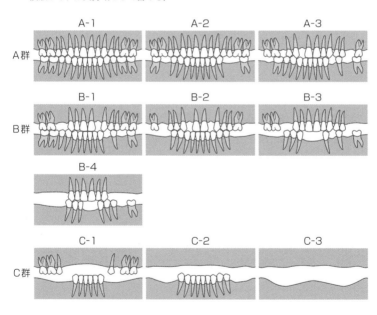

Ⅲ．パーシャルデンチャーの目的別分類

A 最終義歯

補綴治療計画に基づき，暫間義歯による治療などを経て，すべての前処置が完了した後に最終的に装着される義歯．

B 暫間義歯

最終義歯を装着するまでの間，外観，機能などを暫間的に回復するため，ある一定期間使用する義歯（仮義歯）．即時義歯，治療用義歯，移行義歯は暫間義歯に含まれる．

1）目的

・外観および咀嚼・発音機能の回復
・咬合高径の保持
・最終義歯製作前の機能や審美性の評価

2）適応症

・抜歯，歯槽骨整形などで短期間に大きな歯槽骨の吸収が予測される場合
・長期にわたる前処置（歯周治療，歯内療法など）が必要な症例
・固定性補綴装置の適応が不可能な若年者（成長過程にありインプラントが適応できない，混合歯列でブリッジが適応できないなど）

C 即時義歯（→ p.160参照）

CHECK!

即時義歯は，抜歯予定の歯を含めて印象採得し，抜歯後の顎堤形態を予測して調整した模型上で義歯を製作し，抜歯後ただちに装着する義歯のことである．

1）目的

・抜歯後の外観不良の防止
・抜歯後の咬合高径の保持

・抜歯後の咀嚼・発音機能の低下防止

・抜歯創，手術野の外来刺激からの保護

2) 適応症

・前歯部の抜歯が予定されており，抜歯により審美障害や咀嚼・発音機能に障害が予測される症例

・臼歯部の抜歯が予定されており，抜歯により咬合位の保持困難や咀嚼機能障害が予測される症例

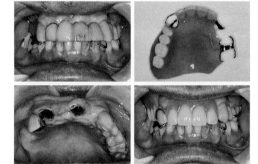

即時義歯の症例

抜歯前の状態（左上）を印象・咬合採得して製作された模型上で抜歯後の形態を予測して義歯を製作しておき（右上），抜歯後（左下）にただちに装着する（右下）.

D 治療用義歯 🎯よくでる

　最終義歯の製作に先立ち，顎堤粘膜の改善や咬合関係の改善が必要な場合に治療目的で装着される暫間的な義歯.

1) 目的

・顎堤粘膜の治療（粘膜調整）

・咬合の治療（悪習慣の是正，咬頭嵌合位の確立，適正な咀嚼運動の訓練，咬合位の修正・確認）

・顎機能障害の治療

・歯の小移動（minor tooth movement：MTM）

2) 適応症

・偏在する残存歯による異常な咬合習慣の是正が必要な症例

・臼歯欠損の放置による下顎偏位の修正が必要な症例

・歯の小移動が必要な症例

・咬合挙上が必要な症例

・顎機能障害の治療が必要な症例

・義歯床下粘膜の炎症や変形に対する治療が必要な症例

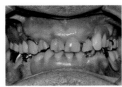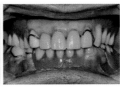

治療用義歯の症例
歯の咬耗と義歯人工歯の摩耗の進行による審美不良を改善するにあたり，咬合挙上が必要であり，治療用義歯とプロビジョナルレストレーションにより咬合高径を挙上した症例．義歯装着・調整後，形態的・機能的に問題がないことを確認し，最終義歯へと移行していく．

E 移行義歯

　残存歯の一部あるいはすべての抜歯が予測されている状態で製作・装着される義歯．義歯装着後に抜歯を行い，抜歯部に対して増歯修理を行い，その後，必要に応じて新たに義歯を製作する．少数歯残存のパーシャルデンチャーからコンプリートデンチャーへ円滑に移行させることを目的として使用されることが多い．

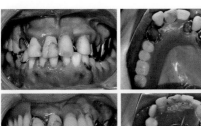
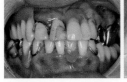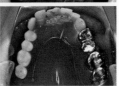

移行義歯の症例
初診時，旧義歯の支台歯が脱落しており，残存歯はすべて重度歯周炎に罹患していた．義歯床の形態がコンプリートデンチャーに準じた移行義歯を製作することにより，将来の抜歯に対応することができる．

Chapter 3
パーシャルデンチャーの構成要素と支持・把持・維持

> **Check Point**
>
> ・パーシャルデンチャーの構成要素
> ・支持・把持・維持
> ・各構成要素と支持・把持・維持との関連

I. パーシャルデンチャーの構成要素

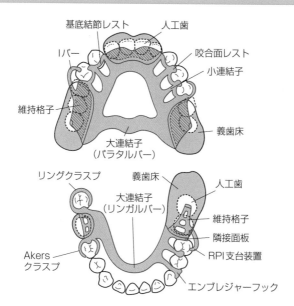

基底結節レスト　人工歯
Iバー
咬合面レスト
小連結子
維持格子
義歯床
大連結子
（パラタルバー）

リングクラスプ　義歯床　人工歯
大連結子
（リンガルバー）
維持格子
隣接面板
Akers
クラスプ　RPI支台装置
エンブレジャーフック

A 支台装置

　パーシャルデンチャーを口腔内で定位置に保つため，支台歯に連結し

義歯を安定させる装置．形態により，クラスプ，アタッチメント，テレスコープクラウンに大別される．設定される位置により，欠損部に隣接する支台歯に設置される**直接支台装置**，欠損部から離れた支台歯に設置される**間接支台装置**に分けられる．

構成要素

B 連結子

1）大連結子

離れた位置にある義歯床と義歯床，義歯床と間接支台装置を連結する金属部分．

（1）形態的分類

上顎 ：パラタルバー，パラタルストラップ，パラタルプレート

下顎 ：リンガルバー，リンガルプレート，ラビアルバー

2）小連結子

クラスプやレストなどを義歯床や大連結子に連結する金属部分．義歯の動揺を抑制する把持の役割も有する．

C 義歯床

欠損部顎堤や口蓋部を覆う義歯の部分で，金属やレジンが使用される．人工歯の保持，形態回復，機能圧の顎堤への伝達，義歯の支持，把持，維持などの役割を担う．

D 人工歯

欠損歯の形態回復と義歯の咬合接触を営む部分．パーシャルデンチャーの場合には残存歯との形態・機能・色調の調和が求められる（→p.102参照）．

E 隣接面板

支台歯の欠損側隣接面などに，義歯の着脱方向と平行に形成された誘導面に対応し適合する形態の金属部分．着脱方向の規定と把持の役割を担う．

A 義歯の動揺と安定 🎯 よくでる

　パーシャルデンチャーは，機能時に生じる力によってさまざまな方向に動揺する．義歯の動きが制御できないと正常な機能を営むことができなくなるばかりでなく，残存歯や欠損部顎堤に対して悪影響が及ぶ．したがって，想定される義歯の動きに抵抗してそれを可及的に制御する必要がある．

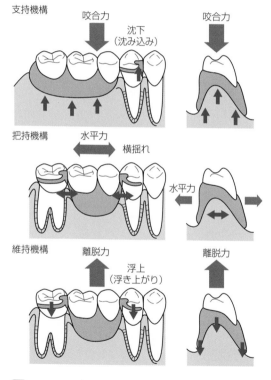

支持・把持・維持
支持機構：義歯を沈下させる咬合力へ抵抗する作用
把持機構：義歯が横揺れする水平力に抵抗する作用
維持機構：義歯を浮き上がらせる離脱力に抵抗する作用

B 支持機構

　義歯の沈下に対して**抵抗する作用**であり，支台歯に対してはレスト，欠損部顎堤に対しては義歯床が支持の役割を担う．

1) 被圧変位特性と支持

(1) 支台歯の被圧変位

CHECK!

歯には0.1～0.3mmの歯根膜が存在し，歯に咬合力や側方力が加わると，歯根膜内の組織液の移動やシャーピー線維の伸展によって，歯は二相性の変位を示す．

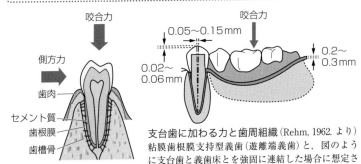

支台歯に加わる力と歯周組織（Rehm, 1962. より）
粘膜歯根膜支持型義歯（遊離端義歯）と，図のように支台歯と義歯床とを強固に連結した場合に想定される．支台歯と顎堤粘膜（義歯床部）の変位（→ p.19, 20参照）．垂直的な力に対する抵抗性は比較的大きく（変位量：0.02～0.06mm），水平的な側方力に対して変位しやすい（変位量：0.05～0.15mm）．

a：上顎中切歯に唇舌方向に力を加えたとき　　b：荷重を加える速さを変えたとき

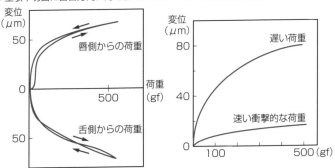

荷重時の二相性の歯の変位（斉藤，1983. ；Körber, 1975. より）
歯根膜は粘弾性特性を有し，歯は二相性の変位様相を示す．弱い力では大きく変位し，その後，力を大きくしても変位量は少ない（a, b）．また，荷重の速度が遅い場合には変位量は大きくなる（b）．

(2) 顎堤粘膜の被圧変位

　加圧力が一定であれば加圧面積によって被圧変位量は異なる．広い面積が確保されていれば，顎堤粘膜の被圧変位量は約0.2 mmとほぼ一定で，**歯根膜の約10倍**である．

　粘膜の被圧変位量は部位によっても異なる．歯槽頂部は粘膜下組織が少なく変位は小さいが，上顎口蓋部では，結合組織や血管，脂肪組織などの粘膜下組織に富み，弾力性があり変位は大きい．

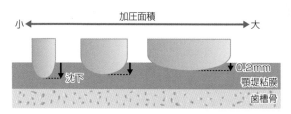

加圧面積と
顎堤粘膜
加圧力が同一であれば，粘膜に対する加圧面積が小さければ粘膜の変位量は大きくなり，加圧面積が大きければ変位量は小さくなる．

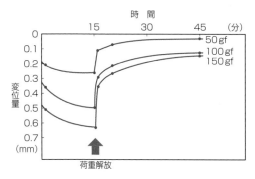

粘膜への荷重と解放後の変位（松浦，1979.より）
粘膜の沈下量は荷重が大きいほど大きくなる．また荷重解放後の後戻りには一定の時間を要する．

(3) 被圧変位と支持との関係

　咀嚼などの機能時に生じる力は，直接的あるいは間接的にパーシャルデンチャーの構成要素を介して歯や欠損部顎堤粘膜に伝わる．咬合力による義歯の沈下に対して，パーシャルデンチャーは被圧変位量の異なる歯（歯根膜）と欠損部顎堤粘膜によって抵抗する，つまり支持することになる．

2) 支持様式の分類

パーシャルデンチャーは歯ならびに欠損部顎堤粘膜の両方によって支持されるが，どちらが主に支持を担うかによって歯根膜支持，歯根膜粘膜支持，粘膜支持の3つの支持様式に分類される．

歯根膜支持型　　　　　　歯根膜粘膜支持型　　　　　　　　　粘膜支持型

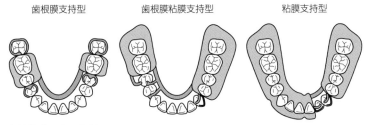

支持様式による分類
歯根膜支持型：少数歯欠損の中間義歯
歯根膜粘膜支持型：遊離端義歯，多数歯欠損の中間義歯
粘膜支持型：コンプリートデンチャーに近い多数歯欠損

CHECK!　**歯根膜粘膜支持型の義歯における注意事項**

・歯根膜支持の不足分を粘膜支持で補う
・支台歯および粘膜への負荷は垂直方向になるように配慮
・機能印象により歯と顎堤粘膜の被圧変位量の差を補償（→ p.62参照）

3) 歯根膜粘膜支持型の義歯（遊離端義歯）におけるレストの位置と義歯の沈下

(1) 欠損側の咬合面レスト（遠心レスト）

・咬合圧により支台歯を欠損側に倒すような力が生じる．

・顎堤粘膜への圧負担の方向は近心に傾斜する．

(2) 非欠損側の咬合面レスト（近心レスト）

・咬合圧により支台歯には近心方向の側方力がかかるが，隣在歯により傾斜が阻止される．

・顎堤粘膜への圧負担は支台歯に近い位置でも垂直的になり，欠損部顎堤粘膜の支持をより合理的に利用できる．

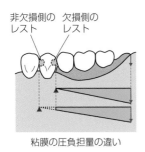 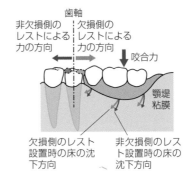

粘膜の圧負担量の違い

レストの位置と義歯の沈下

遠心端での沈下量が同じであれば，非欠損側のレスト（近心レスト）のほうが粘膜の圧負担をより多く利用できるため支台歯の負担は減少する（左図）．また，欠損部顎堤粘膜に加わる力の方向はより垂直方向となり，残存歯に対する側方力も軽減される（右図）．

C 把持機構

　義歯の横揺れに抵抗する作用であり，構成要素として，隣接面板，支台装置のうち非アンダーカット領域の鉤腕，小連結子，歯面に接する大連結子，床などがその役割を担う．

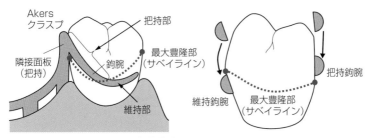

クラスプ把持部とクラスプの把持鉤腕

クラスプにはアンダーカット領域に存在する維持部と，非アンダーカット領域に存在する把持部が存在する．また，維持鉤腕に対する拮抗腕として，維持力をもたない把持鉤腕が設定されることがある．

・義歯の離脱に抵抗する作用.

・クラスプ義歯の場合には,直接支台装置の維持鉤腕のアンダーカット部が主な役割を担う.

・アタッチメント義歯やテレスコープ義歯では,機械的嵌合関係,摩擦力,磁力などそれぞれの機構により維持作用が発揮される.

・非アンダーカット領域の鉤腕,隣接面板,小連結子や大連結子などの把持作用をもつ歯面との接触や,義歯床の吸着も間接的に維持作用を担う.

・切歯の切縁隅角部に設置されるものをフック,舌側面に設置されるものをスパーとよび,基本的にはレストと同様の機能をもつが,間接支台装置としての役割を担うこともある.

フック　　　　　　　　スパー

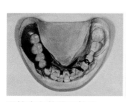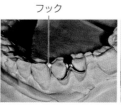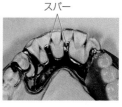

間接支台装置の効果

欠損部から離れた支台歯に設定される維持鉤腕は,間接支台装置として維持機構を担う.遊離端欠損の場合,歯列前方に間接支台装置としてレストやフックを設置すると,それ自体が維持力をもたなくても直接支台装置を支点とした義歯の回転・離脱を防ぐことができる.

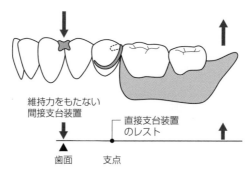

維持力をもたない
間接支台装置

直接支台装置
のレスト

歯面　　支点

間接支台装置による義歯床浮き上がり防止の働き

支台装置

> **Check Point**
> ・各種支台装置とその特徴
> ・クラスプの基本構造
> ・クラスプの種類と特徴

支台装置とはパーシャルデンチャーを支台歯に連結する装置であり，機能時の義歯の動きを制御し，義歯を定位置に保持する役割を担う．

I. レスト

支台歯に適合して義歯を支え，咬合圧による義歯の沈下を防ぐなどの働きをする突起をさす．

A レストの機能

①義歯に加わった機能圧を支台歯に伝達
②義歯の沈下の防止
③支台装置や義歯を定位置に保つ
④義歯の動揺を防止
⑤食片圧入の防止
⑥咬合接触関係の改善 ➡ アンレーレスト

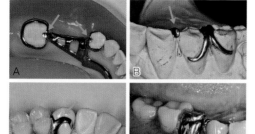

レストの種類
A：咬合面レスト．臼歯の咬合面に設置．
B：切縁レスト．主に下顎の切歯，犬歯の切縁に設置．
C：舌面レスト（基底結節レスト）．主に上顎の犬歯，切歯の舌面に設置．
D：アンレーレスト．アンレー型の咬合面レストで咬合接触の回復をはかる．

C レストシート

レストを効果的に働かせるために支台歯に形成される陥凹をさす．

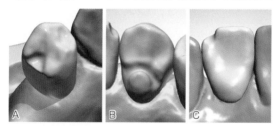

レストシート
A：咬合面レストシート，B：基底結節（舌面）レストシート，
C：切縁レストシート．

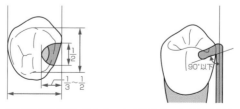

$\frac{1}{2}$

$\frac{1}{3}\sim\frac{1}{2}$

90°以下

天然歯の咬合面レストシートの場合はエナメル質内にスプーン状に形成し，レストとこれを支える小連結子や鉤体が鋭角になるように設置する．

支台装置

D レストの為害性

支台歯に歯軸方向と外れた方向に過大な力が加わると動揺の増大, 傾斜の原因となる. レストシートが象牙質にまで及ぶと齲蝕の原因となる. 十分な咬合調整をしないとレストが咬合干渉や早期接触の原因となる.

II. 隣接面板（プロキシマルプレート）

誘導面（ガイドプレーン）と緊密に接する金属板で, 義歯の着脱方向の規制, 把持機構を主に担う.

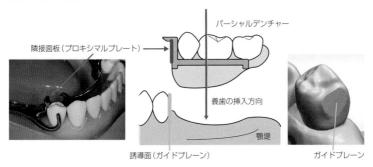

隣接面板とガイドプレーン

A 隣接面板の働き

① 義歯の着脱方向の規制

② 義歯の横揺れの防止（把持機構）

③ クラスプ鉤腕の拮抗作用

④ 歯肉縁近くの不潔域減少（メタルタッチ）

⑤ 維持の向上

⑥ 食片圧入の防止

B ガイドプレーン

1) ガイドプレーンとは

支台歯の欠損側隣接面に義歯の着脱方向に一致して形成される歯の軸

面で，天然歯の場合にはエナメル質の範囲内で削合し設定する．

2) ガイドプレーンの機能

①義歯の着脱を容易にする．

②義歯の着脱による支台歯に対する負荷を軽減する．

③支台歯と隣接面板との接触を確保し，その機能を十分に発揮させる．

④歯頸部の死腔を減少させ，齲蝕や歯周疾患を予防する．

Ⅲ. クラスプ

A 支台歯の基本形態

　歯の軸面上における最も豊隆した点を結ぶと最大豊隆線が描ける．最大豊隆線はサベイヤーを用いて模型上に描記されるため，サベイラインまたは鉤指導線とよばれる．サベイラインを境にして歯冠側を咬合（歯冠）円錐，歯根側つまりアンダーカット領域を歯肉（歯根）円錐とよぶ．

　支台歯の欠損側（補綴側）をニアゾーン，反対に非欠損側をファーゾーンとよぶ．

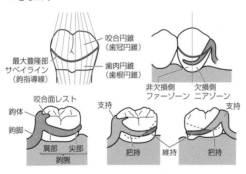

支台歯の歯冠形態と
クラスプ形態

B クラスプの具備すべき要件 ⟳ よくでる

①支持（support）：義歯の沈下に抵抗する働き ➡ レスト

②把持（bracing）：義歯の横揺れや維持腕により生じる側方力に抵抗する働き

③維持（retention）：義歯の離脱に抵抗する働き ➡ 鉤先端部

④拮抗作用（対向作用，レシプロケーション）：二腕鉤の一方が鉤歯に水平方向の負荷を与えた際，他方がそれと拮抗し，バランスよく力を発揮すること

拮抗作用

○側方力を相殺 適切な維持を発揮 ×

⑤囲繞性（いじょうせい）：クラスプが支台歯の側方歯面の4隅角を被覆し，鉤尖が隣接歯面に至っていること

囲繞性

○隅角を覆う ×

⑥受動性：義歯が定位置で静止状態にあるとき，クラスプが歯に力を及ぼしていないこと．義歯が外れようとしたとき初めて維持力が発揮される．

受動性

最終位置で 支台歯に力が作用しない

⑦外観を損なわないこと

⑧異物感が少ないこと

⑨変形や破損しないこと

⑩口腔内で化学的に安定していること

支台装置

C クラスプの分類

1）接触関係の分類

（1）環状型クラスプ（サーカムファレンシャルクラスプcircumferential clasp，スープラバルジクラスプsuprabulge clasp）

支台歯の最大豊隆部の上方から鉤腕が始まり，最大豊隆部を越え歯頸部側のアンダーカットで終わるもの．Akersクラスプなど．構造が単純で，維持力が強固．審美性に劣る．歯冠を取り巻く鉤腕により食物の流れを阻害する可能性がある．

（2）バー型クラスプ（bar clasp，インフラバルジクラスプinfrabulge clasp）

義歯床からバーが残存歯の歯頸部に沿って延び，その先端が支台歯の歯頸部方向から直接アンダーカットに入るもの．Roachのクラスプなど．審美性に優れる．支台歯の歯頸部にアンダーカットが大きいとバーの部分で食物が停滞する．

2) 鉤腕の数による分類（環状型）

（1）一腕鉤（単純鉤）：支台歯の
頬・唇側面に設置され1つの維
持鉤腕からなるもの

（2）二腕鉤：鉤腕が頬舌側にあ
り，3面4隅角を取り囲み主に
犬・臼歯に用いられる．

（3）三腕鉤：二腕鉤に咬合面レス
トがついたもの（レスト付き二腕鉤）

3) 製作法による分類 よくでる

（1）線鉤（ワイヤークラスプ）

既製のクラスプ用コバルトクロ
ム線，ニッケルクロム線（直径0.7,
0.8, 0.9, 1.0mmなど）をプライヤー
で屈曲し模型に適合させたもの
をいう．線鉤は，鉤腕の先端側2/3
をアンダーカットに設定できる．

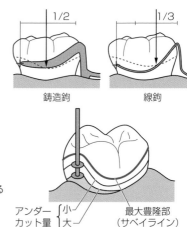

鋳造鉤　　　　線鉤

アンダー ┌小
カット量 └大

最大豊隆部
（サベイライン）

サベイラインと環状型クラスプの走行
維持鉤腕の肩部は非アンダーカット部に設定さ
れ，コバルトクロム鋳造鉤では鉤腕の1/2，ワ
イヤークラスプでは2/3をアンダーカット部に
設定でき，鉤尖のアンダーカット量は一般に
0.25mm，0.5mm，0.75mmのアンダーカット
ゲージで設定される．

線鉤，鋳造鉤の特徴

	長　所	短　所
線鉤	①深いアンダーカットが利用できるため，前歯などでは外観上優れている． ②弾性が大きく，側方力に対して緩圧作用がある． ③調整が容易	①たわみやすく把持力が弱いので，義歯の横揺れが起こりやすく，安定が悪い． ②義歯床の沈下に対して支持力がほとんどない． ③適合が良好でない．異物感が比較的大きい． ④複雑な設計の物は作りにくい． ⑤長期間の使用により変形しやすく，破折しやすい．
鋳造鉤	①設計の自由度が広い． ②支台歯への適合性がよい． ③維持力，把持力，支持力が大きい． ④断面形態が半円形のため異物感が少ない．	①設計を誤ると支台歯への負担荷重となり，支持組織を傷害することがある． ②鉤腕の幅が広く，外観上不良な場合がある．

(2) 鋳造鉤（キャストクラスプ）

　耐火模型上でワックスアップを行い，これを埋没，鋳造することによって製作するクラスプ．鋳造鉤は鉤腕の先端側1/2をアンダーカットに設定できる．

D 維持力に影響を及ぼす因子

　クラスプの維持力（＝P）は鉤腕の長さの3乗に反比例し，幅，厚さの3乗，アンダーカット量，金属の弾性率にそれぞれ比例する．

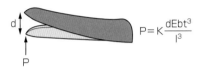

$$P = K \frac{dEbt^3}{l^3}$$

鉤腕の荷重（P）に対するたわみ量（d），鉤腕の長さ（l），幅（b）と厚さ（t），金属の弾性率（E），定数（K）

E クラスプ用材料

(1) 金合金：クラスプ用材料として最も優れている．

(2) コバルトクロム合金：金合金にまさる硬さと強さ，耐食性．

(3) その他の合金：金銀パラジウム合金，ニッケルクロム合金，チタン．

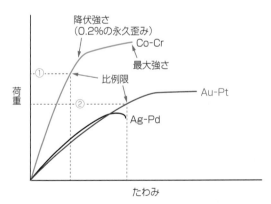

歯科用鋳造合金の荷重－たわみ曲線

金合金（Au-Pt）はコバルトクロム合金（Co-Cr）と比較して弾性率（図の傾き）が約50％である一方，たわみ量からみた弾性限界の範囲は広い（①Co-Cr，②Au-Pt）．このことから，金合金による鋳造クラスプはコバルトクロム合金クラスプよりも維持力がやや低めであるが，アンダーカット量などの設定範囲は比較的広く，永久変形もしにくいので，歯面への適合が保持されやすい．

注：以後記載するアンダーカット量はコバルトクロム合金使用の場合.

1) 環状型クラスプ（環状鉤）

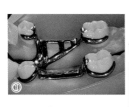

①レスト付き二腕鉤（Akersクラスプ）
ファーゾーンにアンダーカットがある場合に適用.

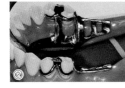

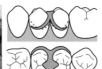

②双子鉤（ダブルAkersクラスプ）
1歯では維持が不足な場合や負担を2歯に分散したいときに用いる.

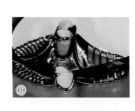

③ハーフアンドハーフクラスプ
2つのレスト付き一腕鉤が頬側, 舌側で互い違いになって組み合わされたもの. 特に孤立歯で支台歯の舌側面と頬側面で互い違いにアンダーカットがある場合に用いられる.

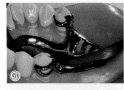

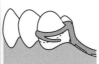

④ヘアピンクラスプ
ニアゾーンのアンダーカットを利用. 歯冠の短い歯には使えない.

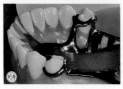

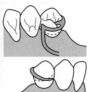

⑤バックアクションクラスプ
舌側に鉤体があり, 鉤腕が欠損側隣接面, 辺縁隆線部を通り, 頬側のファーゾーンのアンダーカット部に鉤尖を置くクラスプ. 通常, 上顎臼歯部が適応である. 両側性の設計が望ましい.

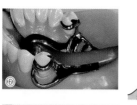
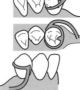

⑥リバースバックアクションクラスプ

頬側に鉤体があり, 鉤腕が欠損側隣接面, 辺縁隆線部を走行して, 舌側のファーゾーンのアンダーカット部に鉤尖を置くクラスプ. 主に舌側傾斜している下顎に適応. 両側性の設計が望ましい.

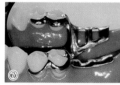

⑦延長腕鉤

鉤腕を延長して隣在歯にまで及ぶクラスプ. 支台歯に有効なアンダーカットが存在しない場合や, 側方力を2歯に分散する目的で適応される.

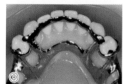
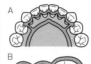

⑧連続鉤

3歯以上にわたって鉤腕が連続したもの.

A:Kennedyバー:下顎に応用される前歯の基底結節上を連続的に走る鉤腕であるが, バーの一種.

B:輪状連続鉤:残存歯の舌側, 頬側を取り囲んだ連続鉤.

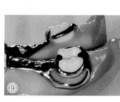
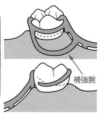

⑨リングクラスプ

支台歯の頬側または舌側の欠損側にアンダーカットのある場合に用いる. 支台歯のほぼ全周を1本の鉤腕が取り巻き, 鉤尖はニアゾーンの深いアンダーカットに設置する. 孤立した後方臼歯を支台歯とする場合に用いる. 補強腕を付けることもある.

補強腕

支台装置

2) コンビネーションクラスプ

コンビネーションクラスプ

鋳造鉤と線鉤, 環状型クラスプとRoachクラスプなど, 材料または形態の異なった鉤腕を組み合わせたクラスプをコンビネーションクラスプとよぶ.

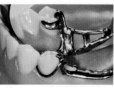
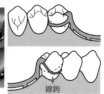

線鉤

唇側あるいは頬側に線鉤, 舌側に鋳造鉤を併用したレスト付き二腕鉤をコンビネーションワイヤークラスプという. 唇側あるいは頬側に強いアンダーカットがあったり, サベイラインが咬合面寄りの高い位置にある場合に適応される.

3) バー型クラスプ

環状型クラスプと比較して，自浄作用，歯肉への適当な刺激が期待でき，齲蝕の予防，歯肉の健康維持に効果的．歯の強い頬側傾斜，あるいは歯頸部から歯肉頬移行部にかけて強いアンダーカットがある場合は適用できない．

(1) Roachのバークラスプ

バークラスプの最も代表的なクラスプ．これだけでは垂直圧にほとんど抵抗しないため，必ず強力なレストを付与する．現在一般的に使用されているのは，維持先端部の形態からI型，T型である．

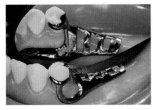

Roachのバークラスプ
(T型)
ニアゾーン，ファーゾーンどちらでも利用できる．アンダーカット量は0.25〜0.5mm．

(2) RPIクラスプ

近心レスト，隣接面板，Iバーの3部分から構成される支台装置である．支持，把持，維持の要件を区別して考え，それに対応した構成要素ごとに別々に独立して設計．義歯の動揺に対する考え方の違いからKratochvil型とKrol型の2種類がある．

R：近心レスト（Mesial Rest）… 支持作用

P：隣接面板（Proximal Plate）… 把持作用

I：Iバー（I-bar）… 維持作用

①Kratochvil型：咬合圧に対し義歯をできるだけ動かないようにさせることを意図して設計．隣接面板に対合する支台歯のガイドプレーンを上下的に広く形成し，隣接面板を適合させる．近心レストは大きく咬合面に形成．Iバーは近遠心的最大豊隆部上に置く．

②Krol型：咬合圧を受けたとき義歯がレストを支点としてわずかに回転するとした設計．ガイドプレーンは上下的に狭く形成し，隣接面板が接触する．近心レストはレストシート内で回転できるよう接触面を球状に形

成. Iバーの先端は近遠心的最大豊隆部より近心に設置し，咬合圧で義歯が沈下したときクラスプ先端が歯面から離れるようにする.

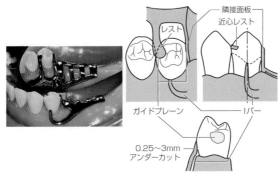

RPIクラスプ

Ⅳ. アタッチメント

　アタッチメントとは支台歯と義歯との接合に用いる支台装置をさし，固定部と可撤部から構成されている．一般に固定部は支台歯に固着し，可撤部は義歯の中に組み込まれている．クラスプが歯面と接して支持，把持，維持作用を発揮するのに対して，両者が互いに嵌合することにより維持，支持，把持力が発揮される．固定部と可撤部とよばれているほか，パトリックス（凸状の部分）とマトリックス（凹状の部分）やkey and key-way（キーアンドキーウェイ）などともよばれている.

　装置が外観に触れないため審美性に優れるが，一般に形態が複雑で高価である.

Ａ アタッチメントの分類

1）緩圧作用の有無による分類

①緩圧性アタッチメント：アタッチメントの連結機構に可動性を与えたもの.

②非緩圧性（精密性）アタッチメント：嵌入操作以外の可動性は許容しないもの.

34

2) 形態, 構造による分類

① 歯冠内アタッチメント：固定部が歯冠内に設置される.

② 歯冠外アタッチメント：固定部が歯冠外に出て設置される.

③ 根面(歯根)アタッチメント(スタッドアタッチメント)：固定部が根面に設置される.

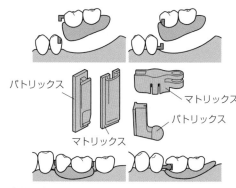

パトリックス

マトリックス

マトリックス

パトリックス

歯冠アタッチメント

④ バーアタッチメント：

金属冠や根面板をバーで連結し, バーに維持力を求める.

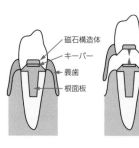

スタッドアタッチメント　　バーアタッチメント

⑤ 磁性アタッチメント：磁石の力を利用して可撤性義歯を支台歯に連結する支台装置である.

磁石構造体
キーパー
義歯
根面板

よくでる

磁性アタッチメントの構造と形態

磁石本体を備えた磁石構造体と, これに吸着するキーパーからなり, 前者は義歯床内に埋入される. 後者は歯根に用いられる根面板と鋳接され, 根面アタッチメントとして用いられる. 義歯内面の根面板軸面に対向する部分をリリーフすると, 把持機構を取り除き, 支台歯に対する側方力を軽減できる.

■磁性アタッチメントの臨床応用上の特徴

・歯に有害な側方力，回転力を制御できる．

・厳密な指向性をもたない．

・維持力の変化がない．

・維持力が既知である．

・装着，撤去が容易である．

■使用上の留意点

・キーパー表面を技工操作時に不用意に研磨してはならない．

・心臓ペースメーカー使用者には禁忌である．

・MRI撮影時に磁場が乱される場合がある．

V. テレスコープクラウン

A テレスコープクラウンとは

可撤性補綴装置の維持装置として口腔内の支台歯に合着される内冠と，可撤部の義歯に設置される外冠からなる二重冠をさす．

B テレスコープクラウンの分類

1) シリンダー型

内冠の軸面が平行で外冠内面との摩擦力により維持力を得る．適合の調整が難しい．

2) コーヌス型

内冠と外冠からなる円錐形の二重冠を**コーヌスクローネ**とよび，これを維持装置としたパーシャルデンチャーを**コーヌステレスコープ義歯**という．

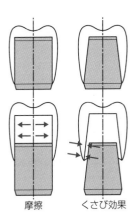

摩擦　　　くさび効果

シリンダー型，コーヌス型の適合

支台装置

　コーヌスクローネの内冠は支台歯にセメントで装着され，外冠が義歯に連結されるが，外冠に咬合力が加わったとき，内外冠の**くさび効果**と外冠の弾性変形により，維持力が発揮される．一般的に，コーヌス角は6°とされている．

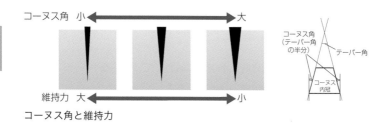

コーヌス角と維持力

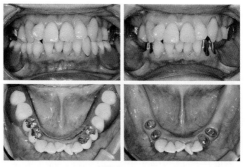

コーヌステレスコープ義歯

 コラム：一次固定と二次固定

　補綴学的な固定の分類法．一次固定とは支台歯相互を**固定性補綴装置**（クラウンブリッジ，バーアタッチメントなど）を装着して固定することで，二次固定とは連結固定する装置が**可撤性補綴装置**のもの（コーヌステレスコープ義歯など）をいう．

Chapter 5

連結子と義歯床

> **Check Point**
>
> ・大連結子の種類と適用
> ・義歯床の役割
> ・金属床義歯の構造

I. 連結子

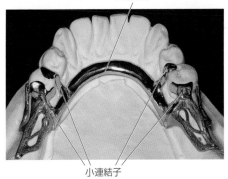

大連結子

小連結子

小連結子と大連結子
大連結子：義歯床と義歯床，義
　　　　　歯床と間接支台装置
　　　　　を連結する部分
小連結子：クラスプやレストを
　　　　　大連結子や義歯床に
　　　　　連結する部分

A 大連結子

1) 役割

・構成要素の連結.

・義歯に加わる力の伝達・配分.

・義歯の安定性の向上.

・義歯床被覆面積の減少による異物
　感の軽減.

2) 要件

・変形や，たわみがなく，強固である.

・機能運動を阻害しない.

・辺縁歯肉を圧迫しない.

・自浄作用を妨げない.

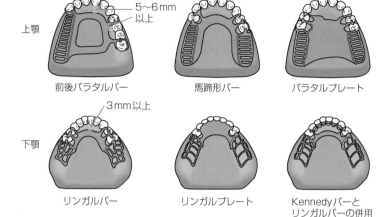

大連結子の形態と設定位置

衛生的配慮から，上顎では辺縁歯肉から5～6mm 以上，下顎では辺縁歯肉から3mm
以上離し辺縁歯肉を開放する．開放できない場合は完全に被覆し，辺縁歯肉部をリリー
フする．

3) 上顎の大連結子

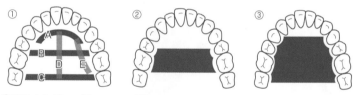

①パラタルバー：幅4～6mm，厚さ1～1.5mm
A：前パラタルバー，馬蹄形バー（ホースシューバー）
B：中パラタルバー /C：後パラタルバー /D：正中パラタルバー
E：側方パラタルバー /A＋C：前後パラタルバー（A-Pバー）
中パラタルバーが最も発音障害や異物感が生じにくいが，口蓋隆起がある症例には設定
できない．

②パラタルストラップ：幅8mm以上，厚さ0.7mm以下
パラタルバーよりも口蓋被覆面積が広く薄くできるため違和感が小さく支持・安定の向
上が期待できる．

③パラタルプレート：口蓋を広範囲に覆う．厚さ0.7mm以下
多数歯欠損症例が適応で粘膜支持を期待できる．

連結子

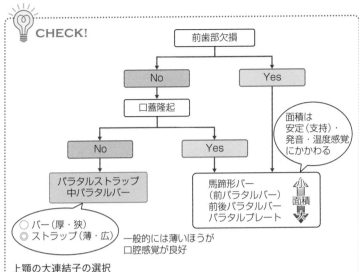

前歯部欠損

No ──→ Yes

口蓋隆起

No ──→ パラタルストラップ
中パラタルバー

Yes ──→ 馬蹄形バー
（前パラタルバー）
前後パラタルバー
パラタルプレート

面積は
安定（支持）・
発音・温度感覚
にかかわる

小 面積 大

○ バー（厚・狭）
◎ ストラップ（薄・広）──一般的には薄いほうが
口腔感覚が良好

連結子

上顎の大連結子の選択

一般に両側設計では，第二小臼歯～第一大臼歯付近を走行するパラタルストラップ
や中パラタルバーが口腔感覚に優れ，発音障害が生じにくいとされるため，第一選
択とする．側方パラタルバーは片側臼歯部少数歯欠損症例に，正中パラタルバーは
高口蓋の症例に他のバーと複合で用いられる．

4) 下顎の大連結子

前頁の「3) 上顎の大連結子」の図も参照．

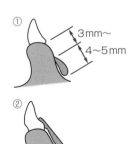

①リンガルバー：幅は4～5mm，厚さは2～
2.5mm

上縁は歯肉縁から3mm以上離すため，歯肉縁か
ら口腔底まで7～8mm必要．断面形態は半洋梨
形とし，上縁は粘膜面と接触させて食片の圧入を
防ぎ，上縁以外はわずかにリリーフして義歯沈下
時の粘膜圧迫を避ける．

②リンガルプレート（リンガルエプロン）

舌側顎堤粘膜から残存歯舌面までを薄く広く覆
う．リンガルバーに比べ，義歯の維持・安定，舌
感に優れる．

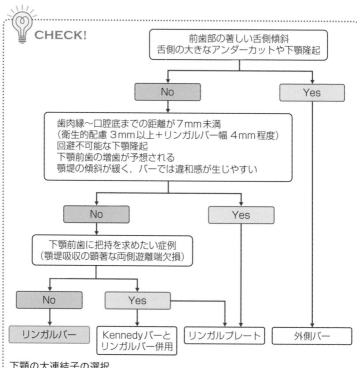

前歯部の著しい舌側傾斜
舌側の大きなアンダーカットや下顎隆起

No → Yes

歯肉縁〜口腔底までの距離が7mm未満
（衛生的配慮 3mm以上＋リンガルバー幅 4mm程度）
回避不可能な下顎隆起
下顎前歯の増歯が予想される
顎堤の傾斜が緩く，バーでは違和感が生じやすい

No → Yes

下顎前歯に把持を求めたい症例
（顎堤吸収の顕著な両側遊離端欠損）

No → Yes

リンガルバー ／ Kennedyバーとリンガルバー併用 ／ リンガルプレート ／ 外側バー

下顎の大連結子の選択

リンガルバーが下顎大連結子の標準であり，第一選択．Kennedyバーは，下顎前歯の舌面基底結節上を波状に走行して，残存歯の固定や義歯の間接的な維持効果を期待できるが，異物感が強く，食物残渣もたまりやすいため，通常はリンガルプレートで対応する．外側バーは，顎堤外側面に設置され，前歯部では唇側（ラビアル）バー，臼歯部では頬側バーとよばれる．食物残渣が停滞しやすいが，残存歯の著しい舌側傾斜に対応できる．

連結子

B 小連結子

・クラスプやレストを大連結子や義歯床部と連結する金属部分．

・義歯に加わる機能圧を支台歯に伝達する．

・ガイドプレーンを形成して隣接面板を設定することで把持効果も期待できる．

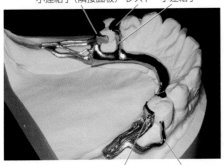

小連結子（隣接面板） レスト 小連結子

小連結子（隣接面板） 小連結子（バー脚部）

小連結子
鉤脚やレスト脚部，隣接面板と
同義となることが多い．大連結
子から直角に立ち上げ，基部は
応力集中を避けるため，丸みを
もって移行させる．
衛生的配慮から，小連結子同士
は5mm以上離すのが望まし
い．

連結子

Ⅱ. 義歯床

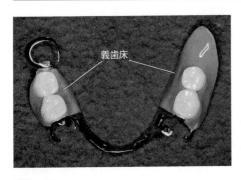

義歯床

義歯床
人工歯を保持し欠損部顎堤や口
蓋部を被覆する部分．一般に加
熱重合レジンで製作される．

A 義歯床

1) 役割

・歯の喪失，顎堤吸収により失われた顎堤の形態を回復する（ブリッジや
固定性インプラント義歯に対して顎堤吸収への対応がしやすいことは
パーシャルデンチャーの大きなメリット）．

・人工歯部の咬合圧を，義歯床下粘膜や他の構成要素に伝達する．

・歯根膜粘膜支持型・粘膜支持型の義歯では，支持・維持・把持に関連する．

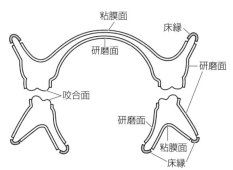

義歯床の名称

粘膜面：顎堤粘膜に接する部分．
基底面ともよぶ．

研磨面：口腔周囲の頰舌側の筋
により生じる筋圧を受
ける面．研磨面形態は
義歯の維持，安定，装
着感に影響を及ぼす．

床縁：研磨面と粘膜面の移行部．
後方を床後縁ともよぶ．

2) パーシャルデンチャーの床縁設定

　残存歯や欠損部顎堤の状態，設計や使用材料も考慮したうえで，咀嚼，
嚥下，発音など，機能運動を可及的に阻害しないように設定する．頰側や
下顎舌側については，機能印象を行うことで設定可能な最大限の位置情報
を模型上に反映でき，その範囲内で機能的要件や生物学的要件，審美的要
件，構造力学的要件のそれぞれのバランスを考慮して設定位置を決定する．

B デンチャースペース

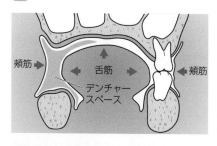

天然歯の喪失によって口腔内に生じ
た上下顎の顎堤間の空間．義歯を取
り囲む口腔周囲組織は，義歯床縁の
位置，研磨面の形態，人工歯の排列
位置などに影響を与え，義歯の維
持，安定にもかかわる．

C 金属床義歯

　主な義歯構成要素を金属で製作した義歯で，クラスプ，連結子など金
属で製作される骨格部分（フレームワーク）を一塊の鋳造体（ワンピース
キャスト）として製作する．フレームワークをワンピースキャストして製
作しないレジン床義歯に対応して使用される名称．

連結子

1) 金属床義歯の特徴

(1) 利点

・剛性が高く，変形，破損，たわみが少ない．

・設計の自由度が高い．

・大連結子を薄く小さく設定でき，違和感が少なく熱の伝導性もよい．

・衛生的である．

・適合性がよい．

(2) 欠点

・修理やリベース，リラインが困難な場合がある．

・高価である．

・チタン系金属以外では，義歯の重量が重くなる．

2) 金属床義歯の構造

(1) フィニッシュライン

CHECK!

研磨面および粘膜面に生じるレジン部と金属部との接合境界線を**フィニッシュライン**という．境界部の物理的強度の確保，舌感や衛生面に支障のない円滑な移行を目的に付与される．

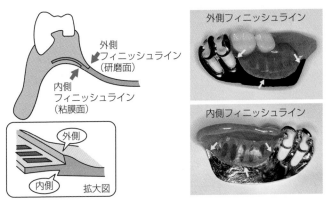

外側
フィニッシュライン
（研磨面）

内側
フィニッシュライン
（粘膜面）

外側

内側　拡大図

外側フィニッシュライン

内側フィニッシュライン

応力集中による破折を防ぐため，内外のフィニッシュラインは1mm以上ずらして設定される．

44

（2）維持格子

　金属床義歯において，顎堤部の義歯床レジンを機械的な嵌合により結合させるために設けられる維持部.

| スケルトン型 | ネット型 | メッシュ型 |

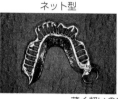
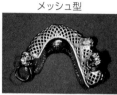

強固だが重さが出るので
下顎に適用

薄く軽いので上顎に適用

連結子

（3）ティッシュストップ

CHECK!

維持格子などに設置され，模型の粘膜面と接する小突起（技工操作上の問題で設置）を**ティッシュストップ**という.

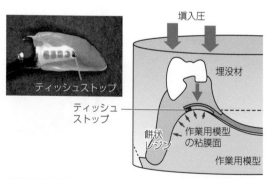

維持格子は粘膜から浮かせて設定するが，遊離端欠損の後方部や大きな中間欠損部では，ティッシュストップを設けることで，レジン填入時のフレームワークの変形や移動を防ぐ.

Chapter 6

治療計画の立案

> **Check Point**
> ・補綴歯科治療のための診察と検査
> ・加齢に伴って生じる変化
> ・パーシャルデンチャー，インプラント，ブリッジに関する臨床判断

I. 診察と検査

A 診察と検査の手順

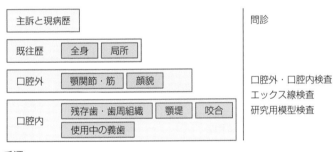

			問診
主訴と現病歴			
既往歴	全身	局所	
口腔外	顎関節・筋	顔貌	口腔外・口腔内検査
口腔内	残存歯・歯周組織 顎堤 咬合		エックス線検査
	使用中の義歯		研究用模型検査

手順

B 診察

1) 主訴

　問診により「主訴」，すなわち患者がその時点で最も苦痛としていることを明確にする．歯科を受診する患者の主訴の大半は，痛みや機能，審美的な問題に関連するが，それらに付随する個人の訴えは多様であり，複数

の主訴を訴えることも稀ではない．複数の主訴がある場合には，重要度・緊急度に序列をつける必要がある．

2）既往歴

　全身的な既往歴と口腔に関連する局所的な既往歴について聴取する．補綴歯科治療を受診する患者の大半は高齢者であるため，全身的健康状態の把握は不可欠である．また，高齢者に認められる顎口腔系の変化についても理解しておく必要がある．

 コラム：加齢による全身への影響

①循環器
・心拍出量の減少による臓器を含む全身の血流量の低下
・血圧上昇に伴う脳血流量の自動調整能の高血圧方向（右方）への移動
・血管伸展性の低下
・動脈圧受容器反射機能の低下
・血清アルブミン濃度の減少
②呼吸器
・胸郭コンプライアンス・肺コンプライアンスの低下
・肺活量の減少，機能的残気量の増加
・動脈血酸素分圧の減少
③内分泌
・神経伝達物質の分泌の減少
④肝臓・腎臓
・肝機能の低下，腎機能の低下
⑤骨
・骨量（骨に含まれる無機質の量）の減少
・骨粗鬆症や病的骨折の発症

　また，筋肉量が減少し筋力や身体機能が低下している状態（サルコペニア）を示す所見がないかどうかも確認する．高齢者では，加齢に伴い身体の予備能力が低下し健康障害を起こしやすくなった状態（フレイル）は，介護が必要となる身体機能障害を招く可能性があるため，顎口腔系のフレイル（口腔機能低下症，オーラルフレイル）についても把握する必要がある．

コラム：口腔機能低下症のスクリーニング法の例

①咀嚼能力
・グミ，ガムなどを用いた咀嚼能力検査
②舌機能
・舌圧測定
・舌運動の巧緻性（オーラルディアドコキネシス）
③嚥下機能
・反復嚥下テスト（Repetitive Saliva Swallowing Test：RSST）
・改訂水飲みテスト（Modified Water Swallow Test：MWST）
・頸部聴診法
④口腔乾燥
・視診による口腔内湿潤度判定（Revised Oral Assessment Guide：ROAG，柿木らの方法）

治療計画

C 口腔外の診察と検査

1）顎関節および口腔周囲筋

（1）顎関節

①触診：圧痛の検査

②聴診：関節雑音の検査

③画像検査：下顎頭および関節円板の形態や位置の検査

        Schüller 氏法によるエックス線検査

        断層撮影（CT）

        磁気共鳴画像（MRI）

④顎機能検査：下顎運動路の検査（ゴシックアーチ描記など），開口量の検査

（2）筋

①触診：圧痛の検査

②顎機能検査：筋電図による咀嚼筋活動の検査

2）顔貌

　前歯部の欠損，咬合高径の低下，下顎位の偏位を認める症例では，顔貌に大きな変化が生じる．

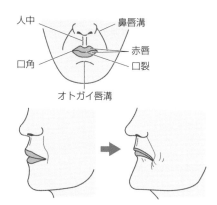

人中　　　　鼻唇溝

　　　　　　　　赤唇
口角　　　　　　口裂

オトガイ唇溝

咬合高径の低下に伴う顔貌の変化
・薄く不明瞭な赤唇
・口唇および頬部の陥凹
・深い鼻唇溝
・浅い上唇溝，浅いオトガイ唇溝
・不明瞭な人中
・下顎角の鈍角化
・鼻下点—オトガイ間距離の減少
・オトガイ部の前突
・口角の下垂・口角びらん

D 口腔内の診察と検査

1) 残存歯

　視診，触診，打診，エックス線検査，模型の観察などにより残存歯の状態を評価する．特に支台歯とする予定の歯については，歯冠歯根比，動揺度，歯周ポケットの測定結果が重要で，一般に，ポケット深度4mm以上，動揺度2あるいはエックス線上で歯冠歯根比が1/2以上の場合には，維持を求める支台歯として積極的には用いない．

　口腔衛生状態は齲蝕や歯周病，義歯性口内炎などに関連し，治療予後を左右するため，その評価は必須である．

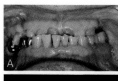
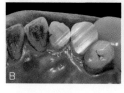
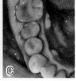

歯の摩耗
歯の摩耗（A）は1つの加齢変化であるが，顕著な場合には睡眠時ブラキシズムや酸蝕症を疑う．ブラキシズムでは滑沢な咬耗面が（B），また，酸蝕症を伴う場合は象牙質に及ぶ浅い陥凹が認められる（C）．

2) 欠損部顎堤

　欠損部顎堤の形態や性状はパーシャルデンチャーの咬合支持に関与す

る．視診・触診により粘膜面の異常の有無，粘膜の被圧変位量や厚さ，顎堤の形態やボリューム，骨隆起の有無を確認し，エックス線検査で骨梁の密度，埋伏歯や残根の有無などを確認する．あわせて欠損部顎堤と対合歯と対合関係についても確認する必要がある．

前歯部　　　　　　　臼歯部

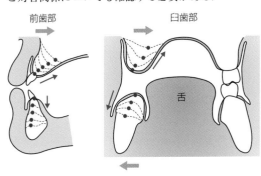

舌

顎堤吸収に伴う歯槽頂の変化
歯の喪失に伴う顎堤吸収は，上下顎で吸収方向が異なり，顎堤吸収が進行すると（青矢印），上顎の歯槽頂（●）は下顎よりも内側に位置するようになる（オレンジ矢印）．

3) 咬合

　上下顎残存歯によって咬合接触が存在している場合には，下顎位，咬合接触関係，被蓋関係，咬合平面を検査する．

　下顎位については咬頭嵌合位や習慣性咬合位を確認し，タッピングを行わせた際の下顎位の安定性を検査する．欠損歯の放置による，習慣性咬合位の変位，歯の移動による咬頭干渉や早期接触，咬合位の変位の有無を検査する．

4) 軟組織・唾液

　頬粘膜，舌，口腔前庭，口腔底，軟・硬口蓋，口唇などの軟組織の形態や可動性，炎症や圧痕の有無，口腔乾燥状態などを確認する．口腔乾燥症は義歯装着の障害となるため，必要に応じて唾液分泌量を評価する．

 コラム：唾液分泌量の検査方法

①**吐唾法**：安静時唾液を測定し，1mL/10分以下で分泌量低下とする．
②**ガムテスト**：ガムを咀嚼させた際の唾液量を測定し，10mL/10分以下で分泌量低下とする．
③**Saxonテスト**：乾燥したガーゼを2分間咀嚼させ，吸湿した唾液の重量を測定し，2g/2分を分泌量低下とする．

5) 使用中の義歯

口腔内検査時に使用中の義歯の評価をあわせて行う.

・清掃状態

・設計の適切さ，形態

・破損の有無

・咬合接触状態

・粘膜適合状態

・審美性

・発音の明瞭度

・嚥下機能

・義歯床下粘膜の状態（義歯性潰瘍，義歯性口内炎，義歯性線維症など粘膜の異常の有無）

E 研究用模型での検査

研究用模型では，実際の口腔内では目視できない方向から上下顎欠損歯列を観察することが可能である．また，サベイヤーを用いることにより，アンダーカットの分布と量を調べることができる.

咬頭嵌合位が模型のみで再現できる歯列では，上下顎の対向関係を容易に観察できるが，咬合支持が喪失した多数歯欠損や，すれ違い咬合の症例で対向関係を観察する場合には，顎間関係記録を行ったうえでの咬合器装着を必要とする.

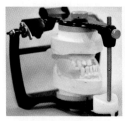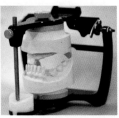

研究用模型の検査
研究用模型の咬合器装着を行うことで，咬合状態や舌側の被蓋関係などが観察しやすくなる.

コラム：義歯装着者における咀嚼能力の検査（日本補綴歯科学会より）

①直接的検査法の例

・咀嚼試料の粉砕粒子の分布状態から判定（例：ピーナッツや生米による篩分法）
・咀嚼試料の内容物の溶出量から判定（例：グミゼリーによるグルコース溶出など）
・咀嚼能率判定表から判定（例：食品アンケート）

②間接的検査法の例

・咀嚼時の下顎運動より判定（例：モーションビジトレーナー，マンディブラーキネジオグラフなどの三次元的測定機器を用いた咀嚼運動経路記録）
・咀嚼時の筋活動より判定（例：筋電図）
・咬合接触状態，咬合力より判定
　（例：デンタルプレスケールおよびバイトフォースアナライザ）

治療計画

グルコセンサーによる
グルコース溶出量の測定

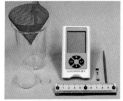

デンタルプレスケールとバイトフォース
アナライザによる咬合接触・咬合力の検査

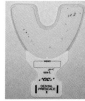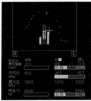

モーションビジトレーナー

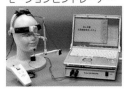

マンディブラーキネジオグラフ

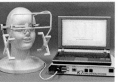

咬頭嵌合位（中心咬合位）

頬側　　舌側

咀嚼運動と正常な運動経路パターン

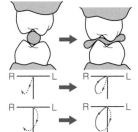

F 口腔関連QOL

口腔健康状態に対する患者の自己評価である口腔関連QOLを把握するために, アンケート調査を行う方法がある.

・GOHAI (General [Geriatric] Oral Health Assessment Index)

口腔に関連した困りごとによる, 身体的・心理社会的な生活側面の制限の程度を測定する3つの下位尺度(機能面, 心理社会面, 疼痛・不快)から構成され, 全12項目の総合得点で評価する.

・OHIP (Oral Health Impact Profile)

口腔に関連した困りごとに関連する49項目の合計値と4つの下位尺度(口腔機能, 審美性, 痛み, 心理社会的影響)の得点により評価する. 短縮版としてOHIP-14がある. 値が大きいほど口腔関連QOLが低いことを表す(→ p.5参照).

Ⅱ. 治療計画の立案

A 補綴治療方法の選択

欠損歯列に対する補綴介入方法, つまり治療選択肢は非介入も含めて複数存在する. 補綴治療方法の選択・臨床判断は診察や検査の結果をもとに, 患者の社会心理学的背景や希望を加味して行われる.

1) パーシャルデンチャーの特徴 (→ p.8参照)

・あらゆる欠損形態に対応でき, 生体追従性に優れる.
・歯根膜と粘膜の双方の支持を利用できる.
・若年者の暫間的な欠損補綴治療として選択可能.
・固定性補綴装置に比べて咀嚼能力が劣る.
・クラスプによる審美不良を生じることがある.
・清掃性は比較的よいが, 支台歯の齲蝕罹患リスクは高い.
・粘膜をフレームワークや義歯床で被覆する部分が存在するため, 装着感は劣り, 発音や嚥下機能, 味覚などに影響を及ぼす場合がある.

治療計画

2) 適用例

- ・歯根膜支持のみでの咬合圧負担が困難な，多数歯欠損や遊離端欠損，歯冠歯根比の不良な支台歯の存在する欠損歯列症例
- ・腫瘍摘出後や唇顎口蓋裂など，顎骨の実質欠損が存在する症例や，重度の顎堤吸収により口唇支持などの軟組織の審美的回復が困難な症例
- ・歯根未完成歯の存在や顎骨の成長過程のため，固定性補綴装置や外科処置を選択できない若年者
- ・時間的・経済的コストが問題となり，他の補綴装置が適応できない症例
- ・積極的な治療介入が困難なことにより生体追従性が求められる老年者や有病者

治療計画

B パーシャルデンチャーの治療計画

　介入方法としてパーシャルデンチャーが選択された場合には，前述の診察と検査の結果をもとに，パーシャルデンチャー製作のための治療計画を立案する．治療計画において，製作する義歯の種類（下記），義歯設計，前処置を決定する．

 コラム：加齢に伴って顎口腔系に生じる変化

①**歯**：咬耗，摩耗，歯冠色の明度の低下，象牙質の水分量の低下，歯髄腔の狭窄と歯髄の網様構造化（歯髄の線維化，細胞成分の萎縮と減少，石灰変性），第二象牙質の添加，セメント質の添加
②**口腔粘膜**：上皮層の菲薄化，角化現象の低下，歯肉結合組織の硝子化
③**歯槽骨**：多孔性変化，骨塩量の減少に伴う骨粗鬆症
④**唾液腺**：腺房数の減少と脂肪変性，安静時唾液の分泌量低下，唾液組成の変化（ムチン，分泌型IgAの濃度減少）
⑤**顎顔面筋**：筋線維の萎縮，サルコペニアによる嚥下機能や咬合力の低下，舌の運動機能の低下
⑥**顎関節**：関節結節の吸収による下顎窩の平坦化に伴う矢状顆路傾斜角の減少，下顎頭の平坦化，関節円板の菲薄化・線維化
⑦**感覚**：味蕾の減少や神経活動の低下による味覚感受性の低下（塩味が最も影響が大きい），疼痛閾値の上昇

1) 使用材料の違いによる

金属床義歯　　　　　　レジン床義歯

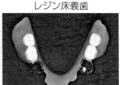

金属床義歯とレジン床義歯

①金属床義歯：主要な構成要素をコバルトクロム合金やチタン，金合金などの金属を使用して製作した義歯．フレームワークは一般にワンピースキャスト法で製作される．高い剛性を有し，レジン床義歯と比較して装着感に優れる．

②レジン床義歯：義歯床ならびに大連結子がレジンで製作された義歯．生体追従性が高いため，最終義歯のみならず即時義歯や暫間義歯で利用される．

2) 支台装置の違いによる

①クラスプ義歯：支台装置にクラスプを用いた義歯（→ p.26 参照）．

②アタッチメント義歯：支台装置にアタッチメントを用いた義歯．磁性アタッチメント，コーヌステレスコープクラウンなど（→ p.33 参照）．

③ノンメタルクラスプデンチャー：維持を有する支台装置のクラスプを義歯床用樹脂を用いて製作した義歯．

④インプラントアシステッド・リムーバブルパーシャルデンチャー（Implant-assisted Removable Partial Denture：IARPD）：パーシャルデンチャーが適応となる多数歯欠損症例でインプラントを支台として利用する義歯．

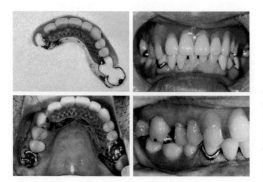

ノンメタルクラスプデンチャー

審美性向上のため 3| のクラスプに樹脂を使用している．維持鉤腕以外の構成要素（レスト・連結子）には剛性の高い金属を用いる．

治療計画

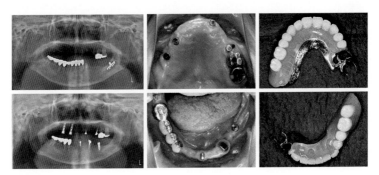

IARPD

インプラントを支台として利用することにより義歯の動きを制御する．すれ違い咬合など難症例に有効である．

治療計画

Chapter 7

前処置

> **Check Point**
> ・一般的前処置と補綴的前処置
> ・歯冠形態修正
> ・レストシート，ガイドプレーン

　前処置とは，治療計画が決定した後，その治療計画に基づき行われ，パーシャルデンチャーが正常かつ効果的に，しかも長期間にわたって機能するために，精密印象採得前に行われる歯科処置である．

I. 一般的前処置

A 患者教育

1) 義歯管理も含めた口腔衛生指導

2) 義歯治療に関する説明と理解

・症例によっては審美性，機能の回復に限界があること
・異物感，疼痛が生じる可能性，適応までに一定の時間を要すること
・製作装置の種類，使用条件などにより耐用年数に違いがあること

B 外科的前処置

1) 抜歯

　齲蝕や歯周疾患により保存できない歯のみならず，傾斜歯，転位歯，埋伏歯などで抜歯が適応となる場合もある．

2) その他の外科的前処置

　顎骨，顎堤粘膜，周囲軟組織に形態的な異常があり，リリーフで対応

できない場合には外科的に切除する.

・欠損部顎堤の骨鋭縁部などの骨整形

・口蓋隆起, 下顎隆起, 上顎結節, 外骨症な
どの骨肥厚部の除去

・フラビーガム, 義歯性線維腫の切除

・障害となる小帯の切除

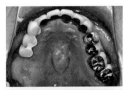

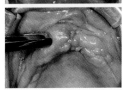

外科的前処置
上：口蓋隆起, 下：フラビーガム

C 保存的前処置

感染根管や齲蝕歯の治療に加え, 挺出した
対合歯の削合やレストシート削合により象牙
質が露出した場合には歯冠修復を行う. 挺出
が著しい場合や支台歯の歯冠歯根長の改善が
必要な場合には, 便宜抜髄を行うこともある.

D 歯周的前処置

歯周疾患に罹患している場合には, プラークコントロールも含め歯周
初期治療から歯周外科治療まで, 適切な歯周治療が行われている必要があ
る. 外傷性咬合に対する咬合調整, 動揺歯の連結固定なども含まれる.

E 矯正的前処置

歯の欠損を放置したことによる残存歯の位置異常（転位）や挺出, 前歯
の唇側傾斜, あるいは欠損に関連しない咬合異常などに対して矯正治療を
行う場合がある.

Ⅱ. 補綴的前処置

A 粘膜調整 （→ p.137参照）

1）旧義歯の調整

咬合調整や粘膜面の調整

2) 粘膜調整材の応用

粘膜調整用の軟質裏装材による粘膜の正常な状態への回復

3) 歯肉マッサージなど

B 咬合調整・咬合平面の修正

中心咬合位での残存歯間および残存歯と人工歯間の早期接触や，側方，前方運動時の咬頭干渉を除去する．咬合平面の位置異常や連続性が失われている場合にもこれらを修正する．

C 歯冠形態の修正

1) 支台歯を削合し，アンダーカット (サベイライン) を修正

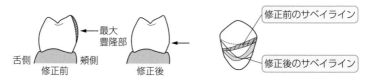

舌側　頬側
修正前　　　　修正後

←最大豊隆部

修正前のサベイライン

修正後のサベイライン

鉤肩部にアンダーカットがあるとクラスプを設定できない．設計原則に従い，理想的なクラスプを設定するが，必ずしも支台歯の形態が選択されたクラスプの要件を満たすわけではない．その場合には形態修正を行う．

アンダーカットの修正
サベイラインを修正し，クラスプの把持，拮抗作用を向上

2) 挺出歯の修正

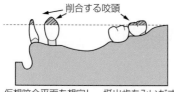

削合する咬頭

仮想咬合平面を想定し，挺出歯をみいだす

挺出歯の修正
挺出歯は模型上の仮想咬合平面を想定し削合する．

D ガイドプレーン，レストシートの形成

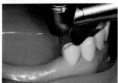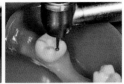

ガイドプレーン，レストシートの形成
- ガイドプレーン（誘導面）は槍状，円柱状あるいはテーパー状のダイヤモンドポイントで形成後，研磨する．
- レストシートは大きめの円形ダイヤモンドポイントで形成後，小さめの円形ダイヤモンドポイントでスプーン状に歯の中心寄りに掘り下げ，研磨する．
- 天然歯ではいずれもエナメル質の範囲内にとどめる．

研究用模型上で設計された義歯設計を参照に修正する．

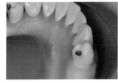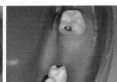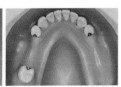

前処置

E ディンプルの形成

ディンプルに
適合する鉤腕

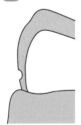

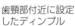
歯頸部付近に設定
したディンプル

ディンプルの形成
支台歯に必要なアンダーカットを有しない場合に，歯冠表面にへこみを形成し，維持腕の先端部がへこみにはまり込み，維持力を発現する．

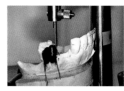 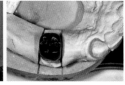

支台歯にインレーやクラウンを製作する場合には，ワックスアップの段階で，ガイドプレーンやレストシートの形成，理想的な豊隆とアンダーカットを付与する．また，舌側部にレッジ（棚）を形成することがある．

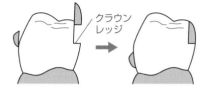

クラウン
レッジ

前処置

Ⅲ. 狭義の前処置

　Ⅱ. の🇨～🇫は研究用模型上で設計された最終義歯設計を参照に修正するもので，特に狭義の前処置ともよばれる．

---

1. 患者教育
2. 外科的（抜歯，歯槽骨成形，小帯切除など）
3. 歯周的（プラークコントロール，歯周療法，負担軽減法など）
4. 保存的（歯髄処置，修復処置など）
5. 矯正的（傾斜，捻転歯，挺出歯などの不正咬合の整復など）
6. 補綴的
　　①粘膜調整（旧義歯調整，ティッシュコンディショニングなど）
　　②咬合調整（咬合力の分散，咬合障害の除去など）
　　③咬合平面の修正（歯冠補綴による咬合平面，咬合高径の修正など）
　　④支台歯および対合歯の歯冠形態の修正（支台歯削合によるアンダーカットの修正，対合歯間隙の確保など）
　　⑤ガイドプレーン，レストシートの形成　　　　　④～⑥
　　⑥ディンプルの形成　　　　　　　　　　　　狭義の前処置
　　⑦歯冠補綴物による修正（全部被覆冠，部分被覆冠など）

前処置

Chapter 8

印象採得と模型製作

Check Point

・歯と粘膜の被圧変位量の違い
・個人トレーの構造と使用目的
・印象法と印象材の種類

I. 印象採得の特徴と種類

A 最終（精密）印象採得までの流れ

①概形印象採得

②研究用模型製作，仮設計，個人トレーの製作

③前処置

④精密印象採得

B 粘膜の被圧変位特性

　パーシャルデンチャーを支持する残存歯と顎堤粘膜とでは被圧変位量が大きく異なり，歯根膜粘膜支持型や粘膜支持型の義歯では加圧時に欠損部顎堤が変形し義歯床部で大きく沈下する（→ p.18参照）.

C 印象採得の種類

CHECK!

印象採得は，加圧状態の違いにより**機能印象**と**解剖学的印象**に分けられる.

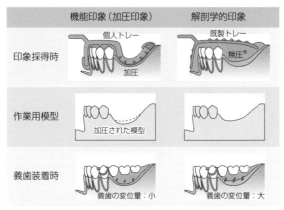

	機能印象（加圧印象）	解剖学的印象
印象採得時	個人トレー 加圧	既製トレー 無圧※
作業用模型	加圧された模型	
義歯装着時	義歯の変位量：小	義歯の変位量：大

被圧変位量の違いを考慮した印象採得

※印象材の流動間隙を小さくすることにより，顎堤粘膜を加圧する．印象材のスペースを確保することで圧力は小さくなるが，実際には無圧になることはない．加圧に対して便宜的に"無圧"と称する．

印象採得
模型製作

1）機能印象（加圧印象）

　歯根膜粘膜支持型，粘膜支持型の義歯製作時に用いる．

　欠損部顎堤粘膜を積極的に加圧した状態で印象採得を行い，作業用模型を製作して義歯を製作することにより，機能時の支台歯と義歯床の沈下量の差を小さくすることを目的とする．また，加圧状態での欠損部顎堤形態を印象することにより，義歯床による支持を合理的に利用できる．

　加圧の方法として，個人トレーを用いてトレー欠損部粘膜面部を粘膜面に適合させて印象材の流動間隙を小さくすることで粘膜面を加圧する方法，**咬合圧印象法**とよばれる咬合採得を終えた咬合床やろう義歯をトレーとして患者の咬合力で粘膜を加圧して印象採得する方法もある※．

> ※粘膜は押されると歯の10倍大きく沈下し形態も変化する．加圧状態の形態を印象採得し義歯を製作すれば，機能時の適合は向上し，義歯沈下量も小さくできる．

2）解剖学的印象法（無圧印象法）

　残存歯や顎堤粘膜の解剖学的形態をできる限り圧がかからない静止状態で採得する方法．トレーと，残存歯および粘膜との間のスペースを十分

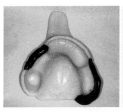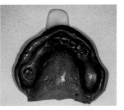

個人トレーによる機能印象

個人トレーの欠損部辺縁にはコンパウンドを付与し、筋圧形成を行って機能時の義歯床縁形態を決定する。個人トレーの欠損粘膜面部は、粘膜面に適合させて印象材の流動間隙を小さくすることで粘膜面を加圧し、残存歯部には十分で均一なスペースを付与して解剖学的な形態の印象を行う。

確保し、流動性の高い印象材を用いて、顎堤粘膜に変形を起こさないようにして印象採得する。

　短い中間欠損など、歯根膜支持型義歯の印象に適用される。

3) 特殊な印象方法

（1）オルタードキャストテクニック（模型改造印象法）

 CHECK!

オルタードキャストテクニックは、機能時における粘膜の形態を印象するため、解剖学的印象から製作した模型の欠損部のみを機能印象による模型に置き換える方法である。機能印象は咬合圧下で行い、咬合採得も同時に行う咬合圧印象法の1つ。
下顎の遊離端欠損（KennedyⅠ級・Ⅱ級症例）に適用されることが多い。

手順

①解剖学的印象を行って作業用模型を製作後、フレームワークを製作する。

②フレームワークに基礎床と咬合堤を付与する。

③口腔内にフレームワークを試適して咬合堤の咬合面を調整したのち、欠損部顎堤の咬合圧印象を行う（印象用ワックスやシリコーンゴム印象材、酸化亜鉛ユージノールペーストなどを用いる）。

④作業用模型の遊離端部分を離断してフレームワークを支台歯に戻す。

⑤遊離端部分の印象面周囲をボクシングして新たな石膏を注入し，部分的に改造された模型を製作する．

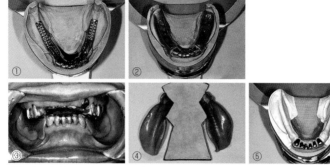

オルタードキャストテクニック

(2) ダイナミック印象（動的印象）

　旧義歯，もしくは完成した義歯をトレーとして行う印象．長時間流動性が持続する印象材を義歯粘膜面に適用し，患者に一定期間使用させ機能時の粘膜の形態を採得する方法．間接法のリラインに適応することが多い．

Ⅱ. 概形印象

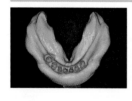

概形印象
既製トレーと弾性印象材（アルジネート）を用いて行い，この印象から研究用模型を製作する．

手順

①既製トレーの試適：既製トレーの適合をよくするためにプライヤーで屈曲したり，不足部にはユーティリティーワックスを付与する．

②概形印象採得：アルジネート印象材を既製トレーに盛りつけ，必要な解剖学的ランドマークを含み，過不足のないように印象採得する．

③研究用模型の製作：研究用模型上でサベイング，模型検査・義歯設計を行い，精密印象のための個人トレーを製作する．

Ⅲ. 個人トレーの製作

・精密(最終)印象には,研究用模型上で製作した個人トレーが基本的に用いられる.

・義歯床縁相当部には,筋圧形成を行うためのモデリングコンパウンドを付与する.

・加圧予定の欠損部顎堤粘膜部は,トレーを適合させ印象材の流動間隙を小さくすることにより手指圧での加圧印象を,残存歯部は,均一なスペーサーを設けて積極的な加圧は行わず解剖学的印象を採得する.

A 個人トレーの構造 🎯 よくでる

1) スペーサー

・トレー用レジン圧接時に,残存歯部にはパラフィンワックス1〜2枚程度の均一なスペーサーを設定する.

・加圧対象となる義歯床下粘膜にはスペーサーを設定せずトレーを密着させる(印象材のスペースとして,パラフィンワックス1枚程度のわずかなスペーサーを設定することもある).

2) 外形

・筋圧形成を行う辺縁にはコンパウンドを添加する.

・筋圧形成を行わない残存歯部は,歯頸部から3mm程度下方まで覆うように外形を設定する.

3) ストッパー

・口腔内でトレーが残存歯に接することでトレーを定位置に保ち,印象材のスペースを確保する.

・支台歯を避けて可及的に広い3点以上に設定し,やむを得ず支台歯に設定する場合には支台装置設定部や機能咬頭を避ける.

4) 柄

口唇の動きを妨げないように設定する.

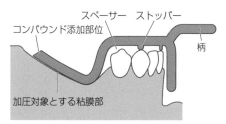

個人トレーの構造

コンパウンド添加部位
スペーサー　ストッパー
柄
加圧対象とする粘膜部

B 個人トレーの利点

・製作する義歯の設計に応じて筋圧形成ができ，機能的な辺縁形態を得ることができる．
・印象材の厚みが均一にでき，印象材の歪みを最小限にできる．
・スペーサーやリリーフ部位を設定することで印象圧をコントロールできる．

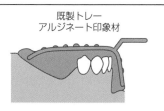
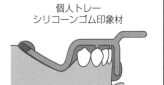

既製トレー
アルジネート印象材

・解剖学的印象
・印象材の厚みがあるため，歪みが大きい
・辺縁に気泡が入りやすい
・トレーが当たると機能運動を妨げる
・印象材が多く不快感が大きい

個人トレー
シリコーンゴム印象材

・機能印象
・印象材の厚みが比較的均等で，歪みは最小限
・辺縁まで過不足なく採得できる
・機能運動を反映できる
・印象材は必要最小限ですむため，不快感を軽減できる

既製トレーと個人トレーによる印象の違い

C 製作手順

①トレー外形線の記入
②サベイヤーを用いてトレーの着脱方向を決定

③アンダーカットのブロックアウト

④残存歯上をワックスで被覆・リリーフ（スペーサーの決定）

⑤ワックスをくりぬいてストッパーを設定

⑤印象圧を減弱したい部位をリリーフ

⑥トレー用常温重合レジンの圧接

⑦トリミング

⑧柄の付与

Ⅳ．精密印象（最終印象）

　ガイドプレーンやレストシートの形成などの狭義の前処置をすべて行った後，個人トレーを用いて精密印象を行う．

手順

（1）トレーの試適

（2）筋圧形成

　モデリングコンパウンドを個人トレーの辺縁部に添加して筋圧形成を行うことにより，周囲軟組織との調和および辺縁封鎖性のよい義歯形態が得られる．筋圧形成は義歯の形態を考慮しながらコンプリートデンチャーに準じて行う．

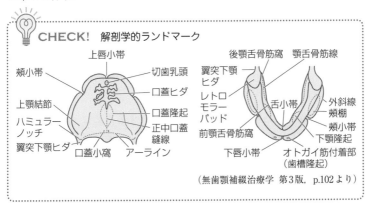

CHECK!　解剖学的ランドマーク

上唇小帯
頬小帯
切歯乳頭
口蓋ヒダ
上顎結節
口蓋隆起
ハミュラーノッチ
正中口蓋縫線
翼突下顎ヒダ
口蓋小窩
アーライン

後顎舌骨筋窩　顎舌骨筋線
翼突下顎ヒダ
レトロモラーパッド
舌小帯
外斜線
頬棚
頬小帯
前顎舌骨筋窩
下顎隆起
下唇小帯
オトガイ筋付着部（歯槽隆起）

（無歯顎補綴治療学 第3版, p.102より）

印象採得
模型製作

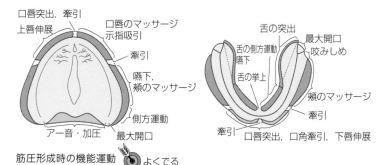

口唇突出，牽引
上唇伸展
口唇のマッサージ
示指吸引
牽引
嚥下，
頬のマッサージ
側方運動
アー音・加圧
最大開口

舌の突出
最大開口
舌の側方運動
咬みしめ
嚥下
舌の挙上
頬のマッサージ
牽引
牽引
口唇突出，口角牽引，下唇伸展

筋圧形成時の機能運動 🌀 よくでる

（無歯顎補綴治療学 第3版, p.105, 108 より）

(3) 印象前準備

精密印象のための前準備として，支台歯以外の残存歯のアンダーカットの下部鼓形空隙には，ユーティリティーワックスや寒天印象材などを用いてブロックアウトを行う．これにより，印象体撤去時の変形を最小限にし，撤去を容易にすることができる．

印象採得
模型製作

フラビーガムの変形や骨隆起の過圧を避けるため，必要に応じてトレー内面をリリーフしたり，通路を設けて，印象圧のコントロールを行う．

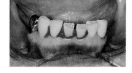

ブロックアウト

(4) 精密印象

印象材にはシリコーンゴム印象材などの弾性印象材を用いるため，個人トレーには接着剤を塗布する．個人トレーに流動性の高い印象材を盛り付け，ストッパーが定位置に収まるまでトレーを口腔内に圧接し，必要な機能運動を行わせる．

硬化まで保持した後，永久歪みを最小限にするために一気に撤去し，レストシートなどの支台歯の印象面に問題がないかを確認する．

Ⅴ. 印象用材料

A 弾性印象材 ●よくでる

1) アルジネート印象材

①組成

アルギン酸ナトリウム（カリウム），硫酸カルシウム，圭藻土（ケイソウ土），酸化亜鉛，フッ化チタンカリウム，リン酸ナトリウムなど．

②特徴

・操作性，流動性，ぬれ性は良好である．

・不可逆性で金属イオンによるゲル化反応により不溶性アルギン酸カルシウムになる．

・空気中に放置すると収縮し，水中に放置すると吸水して膨潤する．

・無圧印象材である．

2) シリコーンゴム印象材

ケイ素原子に有機基が結合した**シロキサン結合**からなる合成高分子．SiH 基を有する基材と反応材が架橋反応により硬化．

(1) 付加重合型

①組成

基材としてビニルポリシロキサン，反応材としてポリヒドロシロキサン，触媒として白金化合物．

②特徴

・付加反応で硬化するため副生成物が生じず，寸法安定性に非常に優れる．

・流動性がよく，弾性に優れているのでアンダーカットの再現性が高い．

・操作性は良好である．

・無味無臭である．

・硬化は早く，高温で硬化時間は短くなる．

印象採得
模型製作

(2) 縮重合型

①組成

　基材としてポリシロキサン，反応材としてエチルシリケート，触媒としてカプリル酸第二スズ．

②特徴

　縮合反応で硬化し，アルコールや水素が生成されるため初期収縮が起こり，寸法変化は不可重合型より大きい．

3) ポリサルファイドゴム印象材

①組成

　基材ペースト (ベース) として低重合度の**ポリサルファイド**，酸化チタン，硫酸亜鉛．反応材ペースト (キャタリスト) として**二酸化鉛**，ジブチルフタレート，イオウ，ステアリン酸塩．

②特徴

・流動性がよく，高い弾性を有するため，アンダーカットの再現性が高いが，永久変形が大きいので一気に撤去する．

・寸法変化は比較的小さいが，脱水縮合で硬化して副生成物として水が生成されて収縮する．

・操作性は不良でゴム臭が強い．

・金属に強く付着するため，ワセリンを分離剤として利用する．

4) ポリエーテルゴム印象材

①組成

　基材としてポリエーテル，反応剤としてアルキルスルフォン酸 (触媒)．

②特徴

・細部再現性，寸法安定性に優れる．

・水中では吸水膨張する．

・硬化体は弾性に劣るため，アンダーカットの大きな症例には適さない．

5) アクリル系印象材

①組成

　粉末はポリエチルメタクリレート (PEMA) とブチルメタクリレートの

共重合体など. 液はエチルアルコールと可塑剤. 粉末と液を混和.

②特徴

・動的印象(ダイナミック印象),ティッシュコンディショナーとして用いられる.

・経時的に可塑剤が溶出,アルコールは揮発するため,次第に硬くなる.

・印象採得は粘弾性を有する期間(1〜2日)に行う.

弾性印象材の比較

	操作時間(分)	硬化時間(分)	永久歪み(%)	弾性歪み(%)	寸法安定性	細部再現性
アルジネート	1.5〜2.5	3〜7	3〜5	9〜13	△	△
縮合型シリコーンゴム	2〜3	6〜8	0.5〜1.5	5〜6	○	◎
付加型シリコーンゴム	1〜3	4〜6	0.1〜0.5	2〜10	◎	◎
ポリサルファイドゴム	2.5〜4	8〜12	2〜4	6〜9	◎	◎
ポリエーテルゴム	2	3〜4	1	2	○	◎

B 非弾性印象材

1) コンパウンド

①組成

合成樹脂であるコパール,ロジン,パラフィンワックス,タルク,セラック,ステアリン酸,フィラーなど.

②特徴

・熱可塑性を有する.

・可逆性を有する.

・非弾性のため,アンダーカット部位には適さない.

・流動性は小さく,ぬれ性は不良である.

・筋圧形成や加圧印象に用いられる.

2) 印象用ワックス

①組成

天然ワックス，合成ワックス，天然樹脂，添加物，着色剤など．

②特徴

・熱可塑性を有する．

・流動性が高まる約60℃程度まで加熱して使用するが，口腔内温度でも流動するため，機能印象に利用される．

・細部再現性は不良である．

・軟性で弾性は低い．

・融点が低く，室温で変形しやすい．

・オルタードキャストテクニックや間接リラインに利用される．

3) 酸化亜鉛ユージノールペースト

①組成

酸化亜鉛，ユージノール (チョウジ油)，ロジン， パルサム，ラノリン，硬化促進剤，フィラーなど．

②特徴

・流動性，ぬれ性，細部再現性，寸法安定性が良好である．

・無圧印象材である．

・不可逆性，非弾性体．追加修正が可能だが，著しい顎堤のアンダーカットには使用できない．

・オルタードキャストテクニックに用いることができるが，パーシャルデンチャーにはほとんど用いられない．

・キレート結合により硬化する．

・初期硬化は約3～6分で，硬化時間は室温にも影響される．

・刺激性が強く，付着すると取れにくい．

A ボクシング

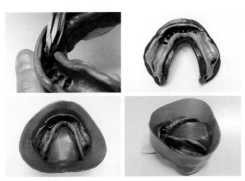

ボクシング
ボクシングを行う前に印象体の余剰部分を整える．また，
模型の破損防止のため，必要に応じて印象体の下部鼓形空
隙に切り込みを入れる．ユーティリティーワックスを印象
体の辺縁から5mm程度外側に巻きつけ，さらにパラフィ
ンワックスで外周を囲む．ボクシングを行って石膏を注入
することで，辺縁形態を移行させ，基底面までの一定の厚
みを確保することができる．

印象採得
模型製作

　精密印象により採得された義歯の辺縁形態を作業用模型に的確に反映
させ，製作過程における模型の破損を防止するために，ボクシングを行っ
たうえで石膏を注入する．

Chapter 9

義歯の設計

Check Point
・義歯設計の基本原則
・機能時の義歯の動き
・サベイヤーの構造と使用方法

　欠損歯列の形態的・機能的な回復を合理的に行うと同時に，残存組織に対する為害作用が最小限になるように，それぞれの患者に対して最適な義歯設計を行う．

I. 義歯設計のための基本的な臨床評価

A 支台歯の条件（骨植状態）

　残存歯ならびに歯周組織の状態をエックス線写真，動揺度測定，ポケット測定，歯肉の炎症の有無により検査し，支台歯としての負担能力を評価する．

B 欠損部顎堤の条件（粘膜の被圧変位性・顎堤のボリューム）

　触診により粘膜の被圧変位性を，触診，エックス線写真，研究用模型で欠損部顎堤の形態を検査し，欠損部顎堤の負担能力を評価する．

C 咬合の条件（咬合接触関係・対合歯とのクリアランス）

　視診，模型（必要ならば研究用模型を咬合器に装着）などから咬合接触関係，欠損部と対合歯との関係（クリアランス）を検査する．

Ⅱ. 機能時の義歯の動き

　パーシャルデンチャーの機能時の動きは，義歯の支持様式，対合関係などによって異なる．

　歯根膜支持の中間義歯は機能時にも安定し，動きも小さい．多数歯欠損となると粘膜支持が主体となり，コンプリートデンチャーと同様に考えられる．遊離端義歯の場合は被圧変位性の大きく異なる支台歯と欠損部顎堤に支持を求めるため，想定される義歯の動きは，どのような義歯設計を行うかによって異なる．

A 遊離端義歯の問題点 🎯 よくでる

1) 歯と顎堤粘膜の被圧変位量の違い

　遊離端義歯では咬合力は支台歯と欠損部顎堤粘膜とで支持されるが，歯と顎堤粘膜とでは被圧変位量が大きく異なるため，義歯は遊離端側で大きく沈下する（→ p.18 参照）．

　義歯床の沈下量が大きいと欠損部顎堤粘膜に潰瘍を生じたり（義歯性潰瘍），骨吸収をきたす結果となる．支台歯に対しても過大な側方力が加わり，動揺度の増大や歯周疾患の増悪因子となる．

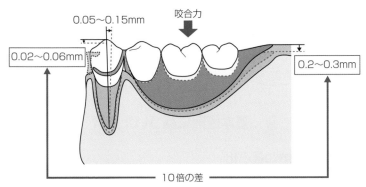

歯と顎堤粘膜の被圧変位量の違いによる遊離端義歯の動きの特徴
支台歯と粘膜とでは被圧変位量に10倍程度の差があるため，咬合時には義歯床は遊離端側で大きく沈下し，義歯に連結されている支台歯には側方力が加わる．

設計

B 支台歯および義歯床下粘膜に加わる咬合圧の軽減 よくでる

咬合力は歯根膜（歯）と顎堤粘膜に配分され支持される．両者に加わる力を，負担組織の生理的許容範囲内となるように合理的に配分することにより，特定の組織への負担過重を防ぎ，組織の保全をはかる．

1) 支台歯にかかる力の軽減

・適切な中心咬合位とガイド付与

・支台歯の連結固定

・レストの設計と配置（支台歯間線の多角化．下図参照）

2) 義歯床下粘膜の支持能力の向上

・機能（加圧）印象採得

・欠損部顎堤の最大被覆

3) 義歯床下粘膜に加わる咬合圧の軽減

・臼歯部人工歯の数の減削

・臼歯部人工歯の頰舌径の縮小

・人工歯咬合面形態

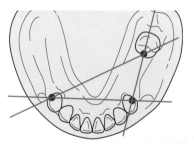

支台歯間線
支台歯上に設置されたレスト同士を結んだ仮想線であり，歯と粘膜の被圧変位量に大きな違いがあることから，特に遊離端義歯ではこの仮想線を回転軸として義歯の回転が生じる．
支台歯間線が複数となり，囲まれる面積が大きいと義歯は安定する．

Ⅲ．基本原則に基づいた設計

A 義歯の動きの最小化

遊離端義歯の機能時の動きへの義歯設計による対応を以下にあげる．

・支台歯に加わる力を可及的に歯軸方向に制御する．

・義歯床下粘膜に加わる力を顎堤に対して垂直方向に制御する．

・床面積を広くする.

・各構成要素を強固に設計する (義歯の剛性).

・支台歯と義歯とを強固に連結する (連結強度).

 コラム：リジッド・サポート

　人工歯に作用した咬合力は義歯床を介して顎堤粘膜に伝達され，同様に大小連結子および支台装置を介して支台歯へ伝達される．支台歯へ伝達される程度は支台装置と支台歯の連結強度 (支台装置の支台歯に対する動きの許容度)，ならびに支台装置と義歯床間における可動部の存在により決定される．義歯の動揺度の最小化 (義歯の設計原則) をはかるためには，連結強度を高め，可動部を設けない設計にすることが原則である (リジッド・コネクション)．このように連結強度を高め，可動部がない，すなわち支台歯と義歯を強固に連結する設計概念をリジッド・サポートという．リジッド・サポートの概念で設計された義歯は，支台歯に大きな負担を強いることになるため，次のような条件が求められる.
①顎堤粘膜の変位量が少ないこと
②支台歯の歯周組織に異常がないこと
③長い遊離端欠損

　また，上記の条件が整ったうえで支台歯の歯列内配置が対称的・対角線的になり，前後的なシーソー現象が予想される症例は避けるべきである (下図参照).

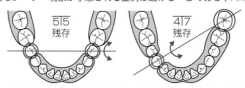

B 予防歯学的配慮

　義歯装着により残存歯や口腔軟組織へプラークが沈着しやすくなるため，以下の対応を行う.

①義歯の設計を単純化し，術後の清掃をしやすくする (プラークが沈着しても容易に除去できるようにする).

②残存歯の辺縁歯肉はできるだけ覆わないようにする (辺縁歯肉が炎症を起こしやすいので，開放するのが望ましい*).

*開放型：辺縁歯肉より上顎は5〜6mm，下顎は3mm以上離す.

③残存歯への義歯の接触面積を最小にして口腔内の自浄性を期待する.

④残存歯と義歯間の距離を十分に確保できず,開放することでより汚れやすい形態になる場合は閉鎖し*,辺縁歯肉部はリリーフする.

> *閉鎖型：前歯は基底結節を覆う.臼歯はサベイラインのわずか上方まで覆う.

⑤食物やプラークが沈着しにくい形態および材料を選択する.

・義歯床用レジン表面は十分に研磨する.

・残存歯や辺縁歯肉に対しては吸水性の小さい金属で接触させる(メタルタッチ).

・食物の流れを妨げず,プラークが沈着しにくい義歯外形・研磨形態とする.

C 破損の防止

・強靱な材料の使用(レジン床よりも金属床が優れている)

・材料の強度に対応した設計

・材料の適切な加工(レジンの不十分な重合や金属の鋳造欠陥の発生を避ける)

・応力集中が生じない設計(各構成要素の厚さ,幅の急激な変化や鋭角的な彎曲は避ける)

D 生体変化への追従性

義歯を支持する生体組織に予測される経時的変化に対し,以下の対応を行う.

・顎骨の吸収が起こりやすい粘膜面は,金属ではなくレジンで接触させるようにフィニッシュラインを設定する.

・支台歯の予後不良が予測される場合には当該歯の抜歯増歯を想定した設計とする.

Ⅳ. パーシャルデンチャーの設計順序

支持，把持，維持の順に従って設計を行う．

基本的設計手順

①レスト……支持（把持）要素

残存歯による沈下防止と歯根膜欠損部顎堤への力の配分．

②義歯床……支持（把持・維持）要素

人工歯を介した機能圧の負担と沈下の防止．

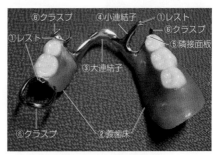

パーシャルデンチャーの設計順序

③大連結子……支持・把持要素

各構成要素を強固に連結し，沈下，横揺れを防止．

④小連結子……把持要素

レストや支台装置を義歯床や大連結子に連結し，横揺れを防止．

⑤隣接面板……把持要素

支台歯のガイドプレーンと接することで義歯の着脱を規制し横揺れを防止．

⑥支台装置……維持要素

支台歯に適合し，離脱を防止．

Ⅴ. サベイングと義歯設計

A サベイヤーと付属品 ⭕よくでる

模型上で残存歯と顎堤の最大豊隆部や平行関係を調べ，義歯の設計に必要なサベイライン（最大豊隆部）を描記し，義歯の着脱方向を検討する装置（基本的な構造は次頁参照）．

設計

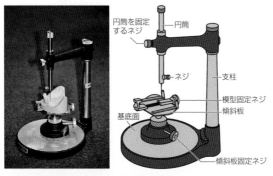

円筒を固定するネジ ── 円筒

ネジ ── 支柱

模型固定ネジ

傾斜板

基底面

傾斜板固定ネジ

代表的なサベイヤーの基本構造

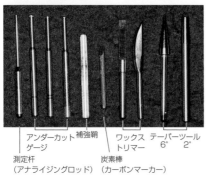

アンダーカットゲージ　補強鞘

ワックストリマー

テーパーツール 6° 2°

測定杆（アナライジングロッド）

炭素棒（カーボンマーカー）

サベイヤーの付属品

①測定杆（アナライジングロッド）：義歯の着脱方向の決定
②アンダーカットゲージ：模型上のアンダーカット量の測定（0.25mm，0.50mm，0.75mm）
③補強鞘：炭素棒を補強して破折を防止
④炭素棒（カーボンマーカー）：模型へのサベイラインの描記
⑤ワックストリマー：アンダーカットの修正（ブロックアウト）
⑥テーパーツール：2°と6°のテーパーを付与したブロックアウト

B サベイングの目的*

1）研究用模型の検査

　サベイヤーを用いてアンダーカットの位置や量を調べ，義歯の設計に必要なサベイラインを描記し，前処置の必要性の検討を行う.

2）作業用模型への設計線の記入

　サベイヤーを用いてアンダーカットの位置や量を調べ，サベイラインに従い支台装置，床，連結子の外形，ブロックアウト部位の決定を行う.

*研究用模型と作業用模型で行われるサベイングの目的の違いを理解する.

設計

C サベイングの手順

1）義歯の着脱方向の決定

原則 ： すべての支台歯の歯軸方向に調和する方向

　　　➡ 仮想咬合平面に対して直角

さらに残存歯と顎堤のアンダーカット量を測定杆で目測し，下記の項目にも留意して決定する．

・おのおのの支台歯に適正なクラスプ外形線が描ける方向

・義歯の着脱を妨げる顎堤のアンダーカット量を減少させる方向

・支台歯に形成されているガイドプレーンの角度（作業用模型の場合は必須）

・義歯の着脱が容易な方向

着脱方向が決定したら模型上に等高点（3か所），模型側面に着脱方向（2か所以上）を記入する．

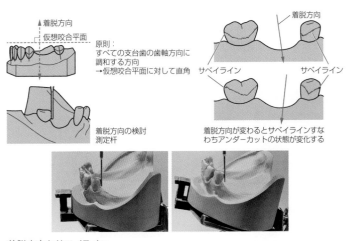

着脱方向の検討
測定杆

原則：
すべての支台歯の歯軸方向に
調和する方向
→仮想咬合平面に対して直角

着脱方向が変わるとサベイラインすなわちアンダーカットの状態が変化する

着脱方向とサベイライン

設計

2) サベイラインの描記

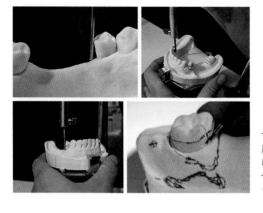

サベイラインの描記
炭素棒の側面を歯冠軸面
に，先端を顎堤部に接触さ
せて両者に同時にサベイラ
インを描記する．

3) 鉤尖の位置決定

　近遠心的な位置を決定後（下図縦線A），その部位にアンダーカットゲージを合わせて鉤尖の位置を決定する（下図横線B）．アンダーカット量とはサベイラインからの垂直距離ではなく，水平距離をいう．

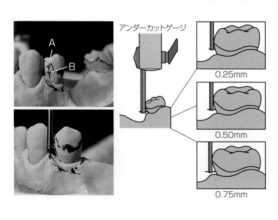

A

B

アンダーカットゲージ

0.25mm

0.50mm

0.75mm

鉤尖の位置決定
青矢印は鉤尖の位
置

設計

4) 模型上への義歯設計線の記入

　サベイヤーによる測定結果を基準にして，模型上に人工歯を除いた義歯の構成要素の外形線を記入する．一般的には金属（金属床）部分の外形線を赤，レジン部の外形線を青，金属とレジン以外の表示，リリーフする部分，アンダーカットを修正する部分などは黒で決められた記号で表示する．

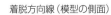 着脱方向線（模型の側面）　　 等高点（3点）

╂ アンダーカットの計測点

 リリーフ（緩衝）部位

赤：金属部分（線鉤は1本線，鋳造鉤は2本線）
青：床の外形（フィニッシュラインを除く）
黒：アンダーカットの計測点，アンダー
　　カットの修正部，リリーフ部，等高点

アンダーカット修正（ブロックアウト）部

義歯設計表示法

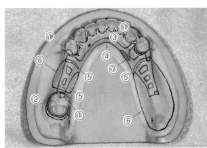

模型への設計線の表示
①レスト
②クラスプ鉤腕
③小連結子
④大連結子
⑤床維持部とフィニッシュライン
⑥床外形線
⑦リリーフ

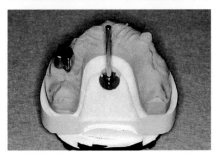

平行棒（トランスミッションユニット）
コーヌステレスコープ義歯のように，作業用模型の着脱方向の高精度な再現が求められる場合には，等高点ではなく，平行棒（トランスミッションユニット）を付与しておくことで，簡便に着脱方向を再現できる．
（第110回歯科医師国家試験）

5) 技工指示書の記入

　技工指示書には模型に記入された設計だけでなく，補足する指示，説明，情報の伝達が必要である．**歯科技工士法施工規則第12条**では以下の項目を記載することが定められている．

① 患者の氏名

② 設計

③ 作成の方法

④ 使用材料

⑤ 発行の年月日

⑥ 発行した歯科医師の氏名及び当該歯科医師の勤務する病院又は診療所の所在地

⑦ 当該指示書による歯科技工が行われる場所が歯科技工所であるときは，その名称及び所在地

　その他，必要に応じて口腔内の特記事項や具体的設計内容を図を交えて示す．さらに審美性を重視する症例では口腔内写真を添付する．

技工指示書（義歯用）

No. 18 - 0123456

患者氏名	○○○ ○○○		性別	☑男 □女	年齢	5 6 才
発行年月日	2018 年 2 月 22 日	納品年月日	2018 年 3 月 1 日	次回予定		フレーム試適

製作物	パーシャルデンチャー フレームワーク □ 保険 ☑ 自費	模型等	作業模型　1　個 対合模型　1　個 バイト　　1　個 参考模型　　　個	使用金属	☑ Co-Cr □ Ag-Pt □ Pd　　　　g
人工歯種類	☑硬質レジン歯 □レジン歯 □陶歯 SR-オーソシットPE	シェード	210 (A3)	サイズ	前歯　　白歯 上顎　　/ 下顎　　/ N5

部位

```
 7 6 5  |        5 6
```

設計・指示

ワンピースキャストのCo-Crフレームワークを
お願いします.

リンガルバー

$\boxed{4}$ RPI

$\boxed{4}$ 遠心からエーカースクラスプ

$\boxed{7}$ リングクラスプ
　　（近心舌側に鉤尖, アンダーカット量 0.50）

リンガルバーは中央で幅4mmから
遠心の欠損側に向かって幅5mmに
徐々に太く薄くなるようにする

RPIはKratochvil型で
I-barのアームは顎堤のアンダーカットに
入らないようにする

作業模型の設計線を参照のこと

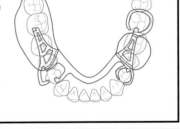

医院名住所	○○ 大学病院 補綴歯科 東京都○○区○○ ○-○-○	担当医	岩佐 文則	発注技工所	○○ デンタルラボ 東京都○○区○○ ○-○-○

技工指示書の例

Chapter 10

咬合採得

Check Point

・咬合関係の決定要素
・咬合床を用いる必要性
・咬合採得の手順

I. パーシャルデンチャーの咬合の要素

義歯に付与する咬合関係は下記の要素により決定される.

①咬合平面
②咬合支持
③咬合高径
④咬頭嵌合位・中心咬合位
⑤ガイド

咬合採得では咬合平面, 顎間関係(①, ③, ④)などの咬合要素の決定・記録ならびに歯列・顔貌の形態回復の予測が行われる.

A 咬合平面

①欠損による咬合の異常(二次性障害)を認めない症例
➡既存の咬合平面に合わせて義歯を製作する.
②残存歯の傾斜や挺出などの咬合の異常を認める症例
➡咬合平面の修正を行った後に義歯を製作するのが望ましい.
③多数歯の欠損や咬合支持の減少により, 元の咬合平面が不明な症例
➡仮想咬合平面を設定して義歯を製作する.

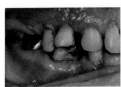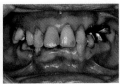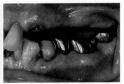

咬合平面の乱れ
咬合平面を修正，あるいは新たに設定する場合には，各種の水平基準面（下図参照）を参照する．

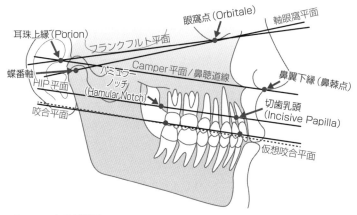

咬合採得

咬合平面と水平基準面
有歯顎者では咬合彎曲が認められる．Monsonカーブ，Speeの彎曲，Wilsonの彎曲をもとに検査する器材として，咬合彎曲板（Maxwellのテンプレート）やBroadrickの咬合平面分析板がある．

B 咬合支持と咬合高径

①Eichnerの分類A群（咬合支持が正常な状態で保持されている症例）

➡咬合高径を保持して義歯を製作する．

②Eichnerの分類B群（咬合支持の減少が認められる症例）

➡咬合接触関係の評価を行い，問題なければ①と同様．必要に応じて咬合高径を変更することがある．

③Eichnerの分類C群（咬合接触が失われた症例）

➡コンプリートデンチャーに準じた方法で咬合高径を決定する．

C 咬頭嵌合位・中心咬合位

咬頭嵌合位とは上下顎の歯列の接触面積が最大になる状態で咬合したときの咬合位，中心咬合位とは顎関節や周囲の筋と機能的に調和した関係にあるときの下顎位と定義され，健常有歯顎者では咬頭嵌合位にほぼ一致する．

使用中の義歯で中心咬合位の安定性が得られていない場合には，最終義歯製作前に，前処置として治療用義歯を用いた治療を要する．

D ガイド

有歯顎の咬合様式には，犬歯誘導やグループファンクションがあり，側方滑走運動では作業側の歯がガイドとなって非作業側が離開（ディスクルージョン）し，前方滑走運動では切歯がガイドとなる．

コンプリートデンチャーの咬合様式は，両側性平衡咬合（フルバランスドオクルージョン，リンガライズドオクルージョン）や片側性平衡咬合があり，義歯の動揺を抑制して離脱を防止する．

パーシャルデンチャーでは，残存歯列の状態に応じて，残存歯の負担過重，義歯の動揺を抑制するように，ガイドを付与する．具体的には残存歯間でのガイドが残存する場合には人工歯では接触させず，残存しない場合には可及的に平衡咬合を付与する（→ p.105参照）．

Ⅱ. パーシャルデンチャーの咬合採得

A 咬合採得の手順

多数歯欠損症例では，コンプリートデンチャーに準じて咬合採得を行う．
①仮想咬合平面の設定
②垂直的顎間関係記録
③水平的顎間関係記録
④標示線（基準線）の記入

B 咬合床の使用の有無

　上下顎の咬合位が，作業用模型のみで安定して再現可能かどうかにより咬合床を必要とするかが決まる．

1) 咬合床を用いなくてよい場合

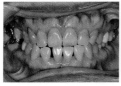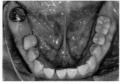

残存歯により咬頭嵌合位が保持される少数歯の中間欠損では，模型上で咬合位を安定して再現できる．印象採得と同日にシリコーンゴムやワックスなどを用いた咬合採得を行うことができる．

2) 咬合床を用いる場合

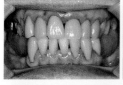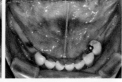

残存歯により咬頭嵌合位が保持されているが，上下顎の作業用模型がその咬合位で安定しない症例（例：咬合支持域が減少した遊離端欠損）

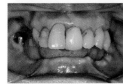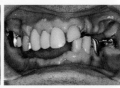

残存歯の咬頭嵌合位が喪失している症例や，咬合挙上などの下顎位の変更を必要とする症例（例：すれ違い咬合，咬合高径の低下）

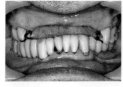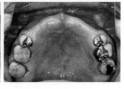

リップサポートの確認や正中線の記入が必要な症例（例：上顎前歯部欠損）

C 咬合床を用いた咬合採得

1) 咬合床の製作

　咬合床は作業用模型上で製作され基礎床と咬合堤（ろう堤）からなる．通常，基礎床には常温重合レジン，咬合堤にはパラフィンワックスを用いる．
　適切な咬合採得を行うには，咬合床は口腔内で安定している必要があ

咬合採得

る．そのために咬合床に暫間的なクラスプを設けたり，フレームワーク上に咬合床を製作することもある．

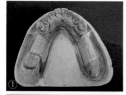

①基礎床は完成義歯の義歯床形態に準じた外形，辺縁形態を付与し，義歯床下粘膜面と適合させる．
基礎床と残存歯が近接する部分では，基礎床の位置を離すか，咬合床の着脱方向に対するアンダーカットにブロックアウトを行って，作業用模型を摩滅させないようにする．また，必要に応じてリリーフを行う．

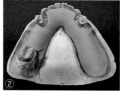

②基礎床を常温重合レジンや光重合レジンを用いて口腔内でたわまないように製作する．

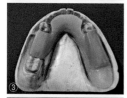

③パラフィンワックスで咬合堤を製作し，基礎床から外れないように焼きつける．

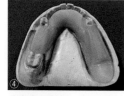

④パラフィンワックスで残存歯と接触させて安定をはかる．

咬合床の製作

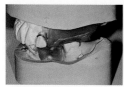
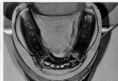
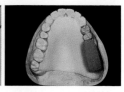

咬合床の安定化

咬合床が口腔内で動揺すると適切な咬合位が模型上に再現できない．簡易的に線鉤などの支台装置を付与したり，先に製作しておいたフレームワーク上に咬合堤を付与したり，基礎床を歯面と接触させるなどの対策で，より安定させることができる．

2) 咬合採得の手順

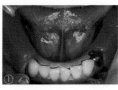

①咬合堤の調整

・咬合床を試適して着脱や安定に問題がないことを確認し，エバンスやワックススパチュラを用いて咬合堤の幅や頰舌的な位置，高さをワックスで調整する．

・上下顎の両方に欠損がある場合には，片顎の咬合床を調整した後，調整が済んだ咬合床を装着させた状態で，もう一方の咬合床を調整する．通常は上顎から行う．

②顎間関係の記録

・咬合堤のワックスを均等に軟化する．上下顎に咬合床を用いる場合には，軟化しない部分の咬合堤にはワセリンを塗布しておく．

・口腔内に装着して軽く咬合させる．軟化が不均等な場合，強く咬合させると咬合床の偏位が生じるため注意する．

・設定する咬合高径で咬頭嵌合する残存歯がある場合には，咬合させた際に咬合床非装着状態と同じ咬合関係が保たれているかを確認する．

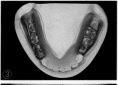

③，④再現性の確認

・硬化後，口腔内から取り出して咬頭頂のみ印記を残して，余分なワックスを削除する．

・酸化亜鉛ユージノールペーストやバイトワックスなど流れのよい記録材を咬合堤に盛り，静かに閉口させて記録を採得する場合や，くさびを付与して記録する場合もある．

・作業用模型に咬合床を戻して咬合させ，模型上での咬合接触関係が口腔内を正しく再現していることを確認する．

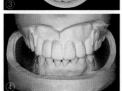

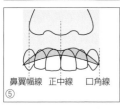

鼻翼幅線　正中線　口角線

⑤標示線の記入

・上顎前歯部の欠損を含む症例では，標示線の記入を行う．

・標示線と人工歯排列は以下のとおり．

　正中線：顔面正中を示し，上下顎左右中切歯の近心面の位置による．

　口角線：軽く開口したときの左右の口角の位置を示し，上顎犬歯遠心面の位置で人工歯幅径選択の基準となる．

　上唇線と下唇線：上唇（下唇）を最大に挙上（下制）させたときの歯頸線の位置．中切歯の歯頸部の位置を示し，人工歯の長径の基準となる．

　鼻翼幅線：左右鼻翼から下ろした垂線．上顎犬歯の尖頭の位置の基準になる．

　笑線：笑ったときの上唇下縁と下唇上縁の位置．人工歯の歯冠長（長径）の審美的な参考になる．

Chapter 11

フレームワーク

　フレームワークとは支台装置，連結子，維持格子から構成され，金属を鋳造して製作されるパーシャルデンチャーの骨格部分をいう．ワンピースキャストされることが多く，メタルフレームともよばれる．

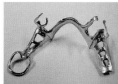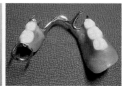

フレームワーク

I. フレームワークの特徴

　フレームワークは残存歯，歯周組織，欠損部顎堤の前処置が終了し，それらが安定した状態で，最終義歯として製作する場合に適用となる．

　フレームワークを骨格とする金属床義歯は，レジン床義歯と比べ設計の自由度が高く，コンパクトで薄くできるため装着時の違和感が少ないが，製作法が複雑で修理が困難であり，一般に高価である．

フレーム
ワーク

フレームワークの利点と欠点 (→ p.42参照)

利点	欠点
・機械的強度が強いため，変形，破損が少ない ・設計の自由度が高い ・適合が良好である ・薄く，小さく製作できるため異物感が少ない ・生体親和性に優れ，非吸水性なのでプラークの沈着も少なく衛生的である	・重量が重い ・製作工程が煩雑 ・高価 ・修理，リベースなどが困難

Ⅱ. フレームワークの技工製作手順

A 作業用模型の前準備 よくでる

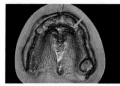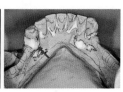

リリーフとブロックアウト
歯肉溝部のリリーフには石膏を用いる．粘膜面のリリーフには一定の厚みを有する金属箔や絆創膏などを作業用模型に貼りつける（青矢印）．アンダーカットのブロックアウトには石膏を用いる（赤矢印）．埋没後に流ろうするためワックスは用いられない．

1) 作業用模型のブロックアウトとリリーフ（緩衝）

・残存歯で維持鉤腕が設定されていないアンダーカット部および顎堤のアンダーカット部のブロックアウトを行う．

・粘膜面で義歯装着時に圧迫を避けたい部位や辺縁歯肉部のリリーフ（緩衝腔の設定）を行う．

・これらはフレームワークをもたないパーシャルデンチャーでも必要.

CHECK! リリーフの対象となる部位

①粘膜が菲薄で，義歯床下粘膜に疼痛を生じやすい部位：
　骨隆起（口蓋隆起，下顎隆起），正中口蓋縫線，鋭い歯槽頂，顎舌骨筋線
②神経が開口し，圧迫により疼痛を生じうる部位：
　切歯乳（切歯乳頭），オトガイ乳
③粘膜支持が期待できず，義歯の安定不良を招く部位：フラビーガム

フレームワーク

内側フィニッシュライン

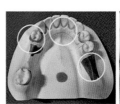 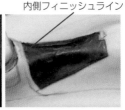

ティッシュストップ部
のワックスカット

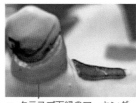 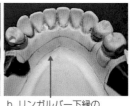 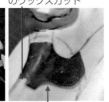

a. クラスプ下縁のマーキング　　b. リンガルバー下縁の　　c. 維持格子部の
　（ワックスの築盛）　　　　　　マーキング（模型に刻み）　　リリーフ

フレームワーク製作用の複印象・耐火模型製作のための前準備

2) フレームワークの維持格子部のリリーフ

　維持格子（スケルトン）部は顎堤との間にレジンが入るスペースを確保する目的で，複印象前に作業用模型にシートワックス1枚分のリリーフを行う．

3) マーキング

　パラフィンワックスの盛り上げや模型上に刻みを彫ることにより，鉤腕，大連結子，小連結子の外形線の明示を行う．

4) ティッシュストップ（→ p.44参照）

　ティッシュストップ設定のため，維持格子リリーフに用いたワックスの遠心部を取り除く．

5) フィニッシュライン

　粘膜面のレジンと，金属の移行部（内側フィニッシュライン）設定のための維持格子リリーフワックスの除去（外側フィニッシュラインはワックスアップ時に設定）を行う．

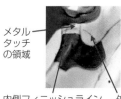

メタル
タッチ
の領域

内側フィニッシュライン　外側フィニッシュライン

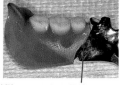

フィニッシュライン
内側フィニッシュライン
は支台歯辺縁歯肉より欠
損側に設定され，辺縁歯
肉部はメタルタッチ（★）
となる（自浄作用の向上）．
（→p.43参照）

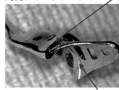

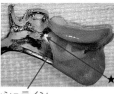

内側フィニッシュライン

6) ビーディング

　上顎口蓋部パラタルバーやパラタルプレートの設計線に沿った模型表面を 0.3～0.5mm 程度削り込む*.

> *ビーディングした部分が粘膜に圧入されることによる床縁の確実な封鎖と舌感の向上．模型の削除量は粘膜の被圧変位量を考慮して調整．

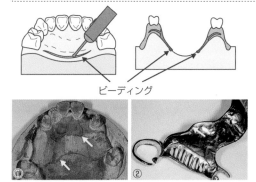

ビーディング

フ
レ
ー
ム
ワ
ー
ク

模型上での削り込み（①）
と鋳造・割り出し後のフ
レームワーク上に設定され
たビーディング（②）

B 複印象

　寒天印象材もしくは複印象用のシリコーンゴム印象材を用いて前準備の終了した作業用模型の印象採得を行う．

C 耐火模型

複印象面に耐火模型用埋没材*を注入し耐火模型を製作. 硬化後, 約200℃で30〜40分乾燥させる.

---

*融点が1,100℃以下の金属（金合金, 金銀パラジウム合金）では石膏系クリストバライトが, パーシャルデンチャーのフレームワークに用いられるコバルトクロム合金やチタン合金などの融点が高いものにはリン酸塩系埋没材が用いられる.

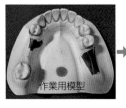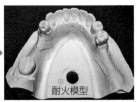

作業用模型 → 耐火模型

D 外形線の転写と表面処理

・耐火模型上に各構成要素の外形を転写

・耐火模型をワックスバス中（130〜150℃）に約30秒入れるか, コーティング材を塗布して表面処理（模型の表面の滑沢化と強度の向上）

E ワックスアップ

・耐火模型上に転写された外形線に沿ってワックスアップ

・塗ろう法：スパチュラでのワックスの盛り上げ

・パターン貼り付け法：ソフトワックス, ソフトプラスチック製の既製のパターンの貼り付け

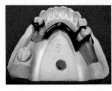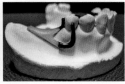

ワックスアップ

F 埋没

・耐火模型はワックスアップ終了後，鋳造リングに収まる大きさに外周を
　トリミングし，スプルーイング
・埋没前に水中に浸漬し脱泡，ワックス表面に表面活性剤を塗布後，型ご
　と埋没*

---

*アンダーカットがあり，ワックスアップ撤去時に変形するおそれがある，あるい
はワックスアップが大きい場合に作業用模型から撤去せず模型ごと埋没する方法.
埋没材は模型材としての性質も有する必要がある.

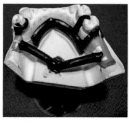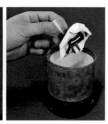

スプルーイングと埋没

G 鋳造・研磨

・鋳造，割り出し，スプルー切断
・研磨（サンドブラスト，電解研磨器，高速レーズ，技工用ハンドピース）

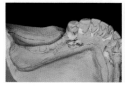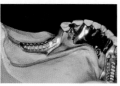

鋳造後の形態修正，
研磨，模型への試適

Ⅲ. デジタル技術を用いたフレームワークの製作

A 義歯製作におけるCAD/CAM技術

　デジタルテクノロジーの発展により，CAD/CAM（computer-aided de-
sign/computer-aided manufacturing）技術を用いたフレームワークの製

作が実用化されている.

パーシャルデンチャーのデジタルワークフロー

①印象採得

②模型のスキャンとCADによる設計

③CAMによるフレームワークの製作

  a. 切削加工

  b. 積層造形

④人工歯排列

⑤レジン填入・重合・研磨

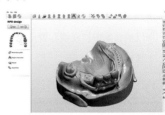

CADソフトウェア上でのフレームワークの設計

B 切削加工

CADデータをもとに,一塊のディスクから削り出す加工方法(ミリング).チタンなどの金属ディスクなどからフレームワークを削り出す.レジンやワックスブロックからパターンを削り出して鋳造する方法もある.

鋳造を行わない切削加工の特徴

・切削加工前後での物性変化がなく,内部欠陥を生じない.

・加工精度は積層造形より優れる.

・切削角度や工具の制限により,複雑な構造には不向き(単純な構造で精度が求められるバーアタッチメントなどに適用される).

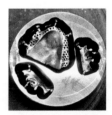

ディスクから切削加工したフレームワーク

C 積層造形

3Dプリンターを使用し,CADデータをもとに積層材料を1層ずつ重ねて三次元的に造形する加工法.付加造形と呼ばれることもある.コバルトクロム合金粉末,チタン合金粉末などに対してレーザーを照射し,溶解・凝固させる粉末床溶融結合法が用いられている.また,CADデータからフレームワークのレジンパターンを積層造形して,埋没後に鋳造する方法もある.

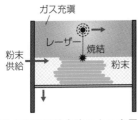

ガス充填
レーザー 焼結
粉末
供給
粉末

粉末床溶融結合法による金属
積層造形

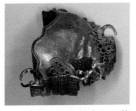

コバルトクロム粉末から積
層造形したフレームワーク
(サポート材除去前)

金属積層造形の特徴

・形状や大きさに制限がなく,中空構造のような複雑な形状にも対応でき
 る.

・加工精度は切削加工に劣る(適合精度が50μm未満を要求される補綴装
 置には不向き).

・表面性状が粗造で反りを防止するためのサポート材が必須.

・造形方向の異方性や内部応力残留による変形に注意する必要がある.

コラム：CAD/CAM技術による高分子材料の加工

フレームワークと同様に，PMMAディスクからの切削加工や，付加造形による義歯床用レジンの製作技術が確立されている．均質なディスクを用いる切削加工では機械的性質に優れ，付加造形では低コストで製作可能という点で優れている．光造形法，インクジェット法などを用いる付加造形は近年，個人トレーや咬合床の基礎床など，中間装置の製作に多く用いられている．パーシャルデンチャーのデジタルワークフローの開発は途上ではあるが，将来の実用化が期待されている．

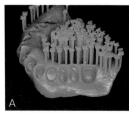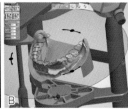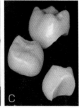

A：付加造形により製作された義歯床．B：仮想咬合器上でのパーシャルデンチャーの人工歯排列．C：仮想咬合器での排列をもとにミリングされた人工歯．

Ⅳ. フレームワークの試適

A 模型への試適

・模型上でのレスト，支台装置，大・小連結子の適合状態の確認
・模型表面の削剝などの検査
・必要に応じて適合試験材を用いて不適合部の確認・調整
・適合確認後，咬合紙を用いてレストの咬合接触状態の確認
・必要に応じて咬合調整

B 口腔内試適

・フレームワークを口腔内に挿入し，咬合面レストを指で適度な力で加圧して，フレームワークが最終位置に収まることをレストとレストシートの適合状態で確認

・大連結子と粘膜との適合状態の確認

・着脱のスムーズさと維持力の適切さの確認

・それぞれの段階で必要に応じて適合試験材を用いて調整

・その後，視診ならびに咬合紙を用いた咬合関係の検査

・クラスプやレストが咬合干渉となっている場合には咬合調整

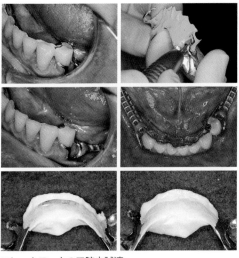

レストがレストシートに収まらない場合や維持力が強い場合には，適合試験材を用いて確認し，最終位置に収まるまで調整を行う．

リンガルバーが強く当たる場合にはリリーフが不足しているため（左），再製作を検討する（右：再製作後）．

フレームワークの口腔内試適

Chapter 12

人工歯排列とろう義歯

Check Point

・人工歯の種類と選択基準
・パーシャルデンチャーの咬合と人工歯排列
・ろう義歯口腔内試適時のチェック項目

　人工歯選択・排列，ろう義歯製作過程では，残存歯との調和をとりながら口腔顔面形態の回復をはかり，口腔内での最終確認を行う．口腔機能に密接に関連する研磨面形態や咬合接触関係もこの過程で決定される．

I. 人工歯の選択

　人工歯の選択は審美性，付与する咬合形式，対合歯の種類および欠損空隙の幅径などを考慮し，材質，形態，色調，大きさを決定する．

A 人工歯の種類

1) 材質による分類

① レジン歯
② 硬質レジン歯
③ 陶歯
④ 金属歯（臼歯）

各種人工歯の利点と欠点

	審美性	耐摩耗性	変色しにくさ	床との結合	調整しやすさ
レジン歯	○	△	△	○	○
硬質レジン歯	○	○	△	○	○
陶歯	◎	○	○	△	×
金属歯	×	○		△	△

2) 形態による分類

　前歯部はWilliamsの3基本形*やSPA 要素**を反映させた形態が製作され，モールドガイドを利用して決定．臼歯部人工歯の形態は咬頭傾斜に基づいて分類する．

---
*　上顎中切歯の唇面形態が，顔面形態を上下逆にした形であるとした．方形(S)，
　　卵円形(O)，尖形(T)．
** 顔面形態からではなく個性的な自然感を与えるため，患者の性別(Sex)，個性
　　(Personality)，年齢(Age)の3つの要素を重視する方法．

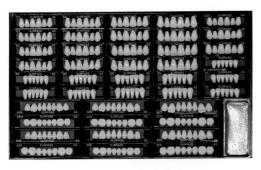

モールドガイド
前歯部人工歯の選択時に
参照

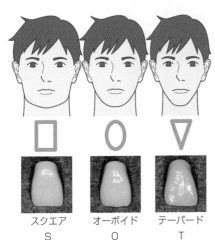

スクエア　　オーボイド　　テーパード
S　　　　　O　　　　　T

Williamsの3基本形
前掲の写真「モールドガイド」のスク
エア(S, 方形)，オーボイド(O, 卵
円形)，テーパード(T, 尖形)

人工歯排列

3) 部位による分類

(1) 前歯

後述の「前歯部人工歯選択の基準」参照.

(2) 臼歯

・解剖学的人工歯：解剖学的な歯冠形態を模倣（咬頭傾斜30°程度）

・準解剖学（機能）的人工歯：解剖学的形態に準じてつくられ，義歯の安定，咀嚼能率の向上を考慮した形態（咬頭傾斜20°程度）

・非解剖学的人工歯：平坦な咬頭傾斜（0°臼歯，無咬頭歯）

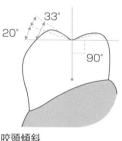

咬頭傾斜

4) 色調

天然歯の色調を基本に各種人工歯ごとに5〜17種類の色調があり，シェードガイドを用いて選択する.

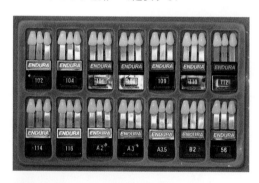

シェードガイド

B 前歯部人工歯選択の基準

前歯部は審美性・発音機能の回復を優先して選択. 残存歯がある場合は残存歯の形態，色調，大きさに合わせ，残存歯がない場合は以下の要素を考慮してコンプリートデンチャーに準じて選択する.

①顔面形態

②性別・個性・年齢（SPA要素）

人工歯排列

C 臼歯部人工歯選択の基準

　残存歯と調和した形態で，欠損部の長さ・幅に合わせた大きさの人工歯を選択する．

II. 人工歯の排列

　欠損歯数が多くなるにつれ，コンプリートデンチャーの排列に準じるが，残存歯の挺出，傾斜，捻転などへの対応が必要．

A 前歯部の排列

　審美性，発音機能の回復を主に考え，残存歯の植立状態に合わせて排列．前歯部が残存していないときはコンプリートデンチャーの人工歯排列に準じる．

B 臼歯部の排列

　残存歯の挺出，傾斜，捻転などへの対応が必要な場合が多く，排列スペースに過不足が生じる場合には，人工歯近遠心部の削除あるいは人工歯数・歯種の変更などで対応．コンプリートデンチャーと異なり嵌合関係を得にくいため，切歯指導針で1mm程度咬合挙上した状態で排列し，その後，指導針を元に戻し人工歯咬合面を調整する．

CHECK!　パーシャルデンチャーの咬合

・歯根膜支持型においては天然歯列と同様
・遊離端義歯では後方歯の咬合接触を軽減
・天然歯間での誘導が可能な場合，義歯の動きを制御するために側方運動時の接触は与えない
・天然歯間での誘導がない場合，側方運動時に多くの人工歯で誘導させ，可能な場合は両側性平衡咬合とし義歯の動きを制御

人工歯排列

Ⅲ. 歯肉形成

　歯肉形成は審美性を考慮に入れ，適切なリップサポートができ，残存歯部の歯肉形態，歯槽形態，歯頸部の位置と調和した形態をワックスで形成する．義歯床縁形態は筋圧形成によって得られた形態を参照し，辺縁封鎖と筋圧による義歯の維持安定をはかる．衛生面に配慮し，食片の付着や停滞が生じにくい形態とする．

A 唇頬側部の歯肉形態

　大臼歯部では凸型とし食渣の停滞を防ぐ．義歯床縁は筋圧形成を行った部位は，その形態を再現したコルベン状とし，小さな中間欠損では移行形態とする．前歯部では適切なリップサポートを付与，アンダーカットが大きい場合は唇側床を省いたり，薄く，短くすることもある．

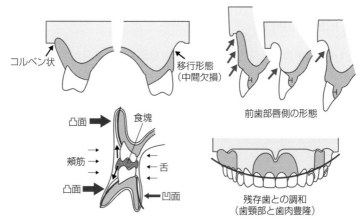

コルベン状　　　　　　　　　移行形態（中間欠損）

前歯部唇側の形態

凸面　食塊　頬筋　舌　凸面　凹面

残存歯との調和（歯頸部と歯肉豊隆）

歯肉形成のポイント
歯肉形成時の注意点
①審美性
残存組織との調和と自然観（歯頸部の位置と歯肉の豊隆）／残存歯が存在しない場合は年齢に応じた歯頸部の位置設定とリップサポート
②機能性
適切な辺縁形態による辺縁封鎖／口蓋前方部のＳ状隆起（発音）／舌房の確保
③衛生面
臼歯部辺縁歯肉部に不要なステップを付与しない／大臼歯部頬側面は凸型とし食渣の停滞を防止／研磨困難な形態は避ける（汚れやすい）

B 舌側部の歯肉形態

舌の動きを阻害しないように凹面形態とし舌房を確保する.

IV. ろう義歯の口腔内試適

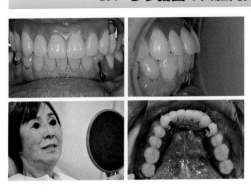

ろう義歯試適

　人工歯排列, 歯肉形成を終了したろう義歯を患者の口腔に装着して, 顔貌との調和, 残存組織との位置関係, 上下顎の咬合関係についてその適否を検査し, 必要に応じて修正を行う. 前歯部欠損の場合には装着状態での審美性を必ず患者に確認してもらう. ろう義歯では強く咬合させない.

1) 義歯の各構成要素
①義歯床外形および辺縁形態
②クラスプ, 連結子の適合状態
③レストの適合状態と咬合状態

2) 審美性
①人工歯の色調, 形態, 大きさ
②人工歯の排列(正中線, 上下的, 頬舌的位置)
③口唇, 頬の豊隆度(リップサポート)
④微笑時, 会話時の人工歯の露出度と口唇との調和
⑤残存天然歯と人工歯との調和

人工歯排列

3）咬合関係

①垂直的顎間関係（咬合高径）と水平的顎間関係

②被蓋関係の適否

③咬頭嵌合位における咬合接触状態

4）その他

①発音障害

②嘔吐反射

③嚥下障害

 コラム：フレームワーク製作のタイミング

一般的にフレームワークは咬合採得，咬合器装着後に製作されるが，オルタードキャスト法を適用する症例や，全部床義歯に近い上顎多数歯欠損症例などでは他のタイミングで製作されることがある．

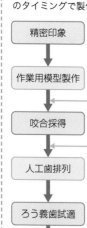

1．簡便法
〈利点〉
・フレームワークの試適と咬合採得を同日に行うため来院回数を1回減らすことができる
・フレームワーク付きの咬合床で咬合採得を行えるので咬合床が安定し操作がしやすい
〈欠点〉
・咬合採得前にフレームワークを製作するため，レストの干渉を生じやすい

2．標準的な方法

3．全部床義歯に準じた方法（上顎多数歯欠損症例）
〈利点〉
・歯肉形成後にフィニッシュラインを決定できるためメタルプレートの領域を理想的研磨面形態に調和するように設定できる
〈欠点〉
・フレームワークをろう義歯に組み込む作業が煩雑である
・フレームワークを組み込んだろう義歯試適が必要なため来院回数が増える

人工歯排列

Chapter 13

埋没・重合・研磨

Check Point

・ろう義歯から完成までの技工ステップ
・義歯床用材料の種類と特徴
・パーシャルデンチャーのフラスク埋没法

　ろう義歯試適後に重合操作を経て義歯が完成する．埋没から研磨までの各技工ステップが適切に行われなければ，義歯装着時に試適時と同等の適合は得られない．たとえ適切に行われていても，レジンの重合収縮による寸法変化は不可避であり，割り出し時の形態変化の可能性もあるため，それらの影響を最小にする必要がある．

Ⅰ. ろう義歯から完成までの手順

A 加熱重合レジンを用いた製作過程

①ろう義歯完成
②埋没のための前準備
③ろう義歯の埋没
④流ろう・レジン填入・重合
⑤割り出し，咬合器再装着
⑥咬合調整，研磨
⑦完成

Ⅱ. 義歯床用材料

A 義歯床用材料に求められる性質

①無味無臭で生体毒性がない

②耐摩耗性などの十分な機械的性質を有する

③耐食性などの化学的安定性

④寸法安定性

⑤耐久性

⑥色調などの審美性

⑦加工・修理が容易

⑧経済的

　これらをおおむね満たす義歯床用材料として，義歯床用ポリメチルメタクリレートレジンや熱可塑性レジンが用いられている.

B アクリルレジン（義歯床用ポリメチルメタクリレートレジン）

加熱重合レジンと常温重合レジンの組成

		加熱重合レジン	常温重合レジン
モノマー（液）	主成分	メチルメタクリレート（MMA）	
	重合禁止剤	ハイドロキノン（HQ）	
	架橋剤	架橋性モノマー （EGDMA：エチレングリコールジメタクリレートなど）	
	重合促進剤	—	第3級アミン （DMPT・DHPTなど）
ポリマー（粉）	主成分	ポリメチルメタクリレート（PMMA）	
	重合開始剤	過酸化ベンゾイル（BPO）	
	着色剤	無機顔料（ベンガラ，酸化チタンなど）	
	その他	ナイロン，アクリル繊維など	

（スタンダード歯科理工学 第6版. p.277, 285改変）

埋没・重合

加熱重合レジンと常温重合レジンの違い

		加熱重合レジン	常温重合レジン
重合機構		ラジカル重合 (60℃以上に加熱することでBPOが分解されフリーラジカルが生成され重合する)	ラジカル重合 (常温または40〜50℃に加温すると第3級アミンがBPOを分解してフリーラジカルが生成され重合する)
粉液重量比(粉：液)		2〜2.5：1(液量が少ない)	1.5〜1.8：1(液量が多い)
塡入		餅状でフラスコに塡入	レジン泥の状態でスプルーより注入
性質	硬化したレジンの分子量	大きい	小さい
	未反応モノマー	少ない(0.2〜0.5%)	**多い (3〜5%)**
	硬化時の収縮 (寸法変化)	**大きい(0.3〜0.5%)**	小さい(0.2%)
	適合性	**やや不良** (加熱により膨張後,重合収縮が生じ,冷却で更に収縮する)	良好
	耐変色性	良好	やや不良
物性	ヌープ硬さ(HK)	16〜20	16
	曲げ強さ(MPa)	72〜118	50〜84
	弾性係数(GPa)	2.5〜3.8	1.6〜2.9
	吸水量($\mu g/mm^3$)	19〜28	21〜29
	溶解量($\mu g/mm^3$)	0.4〜1.1	0.7〜1.5

(スタンダード歯科理工学 第6版. p.275-298を基に作成)

1)加熱重合レジン

　加熱重合レジンは湿熱式重合(温水中での加熱)や乾熱式重合(ヒーターやマイクロウェーブによる加熱)で用いられる.

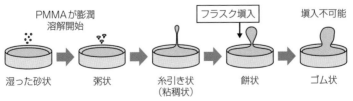

PMMAが膨潤
溶解開始　　　　　　　　　　　フラスコ塡入　　　塡入不可能

湿った砂状　　粥状　　糸引き状
(粘稠状)　　餅状　　ゴム状

レジンの膨潤と溶解

2) 常温重合レジン

　常温重合レジンは補修用に用いるレジンと，粉液を混和したレジン泥を鋳型に流し込んで重合する流し込みレジンがある．

C 熱可塑性レジン

　その他の床用レジンとして，樹脂ペレット（ビーズ）を用いて加熱圧縮成形あるいは射出成形を行うポリスルホン，ポリカーボネート，ノンメタルクラスプデンチャー用レジンの熱可塑性レジンがある．以下のような特徴がある．

・煮沸に耐える耐火性を有し，残量モノマーがなく，吸水量が少ないが，咬合力によりたわみやすい．

・成形に特殊な機械を要し，修理やリラインが困難なことがある．

1) ポリカーボネートレジン，ポリスルホンレジン

・アクリルレジンに比べて衝撃強さが大きい．

・ポリスルホンレジンは現在ではほとんど用いられない．

2) ノンメタルクラスプデンチャー用レジン（ポリアミド系樹脂，ポリカーボネート系樹脂，アセタール系樹脂）

・柔軟性が高くノンメタルクラスプデンチャーの床用材料・クラスプ部に適用．

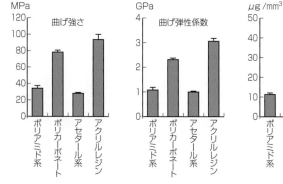

熱可塑性レジンの性質（高橋，2009．より）

埋没・重合

Ⅲ. 加熱重合レジンの埋没・流ろう・レジン填入・重合

A 埋没のための前準備

1) ろう義歯辺縁部と作業用模型との間隙の封鎖

　埋没用石膏の作業用模型印象面への侵入防止のため，パラフィンワックスにより封鎖する．

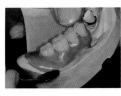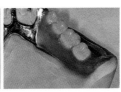

ワックスによる辺縁の
封鎖

2) クラスプの保護

　重合後の取り出しの際，埋没用石膏を除去していくときに大きな力が加わるため，クラスプの歪みを生じることがある．即時重合レジンを用いてクラスプを被覆し保護することで，この歪みを回避することができる．

3) 分離剤の塗布と模型基底面の保護

　重合後の取り出しを容易にするため，人工歯および義歯床のワックス部を避けて，分離剤を塗布する．

　スプリットキャスト法を用いた重合後の咬合器再装着のため，ワセリンなどの分離剤を模型面に塗布する．アルミ箔で被覆して基底面を保護しておく．

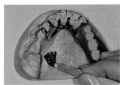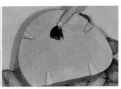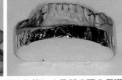

分離剤の塗布　　　　　　　　アルミ箔による基底面の保護

埋没用の石膏を用いフラスクに作業用模型を埋没させる.

1)埋没の方法

埋没の方法の比較(スタンダードパーシャルデンチャー補綴学 第3版. p.186改変)

		フランス式	アメリカ式	アメリカ・フランス併用式(折衷法)
埋没方法		構成要素をすべて下部フラスクにとる(義歯床の舌側を開放して埋没)	構成要素をすべて上部フラスクにとる(模型の支台歯を歯頸部で切断)	人工歯を上部フラスクに,ほかを下部フラスクにとる
適応症		・1~4歯程度の中間欠損の義歯 ・頰側の歯肉の形態が小さく,人工歯と顎堤間に十分なスペースがある	・レジン床義歯 ・コンプリートデンチャー	**・金属床義歯などの大半のパーシャルデンチャー**
特徴	位置関係	狂いがない	フラスクの浮き上がりでそれぞれの位置関係が狂いやすく,咬合関係が狂いやすい	顎堤と支台装置には狂いがないが,フラスクの浮き上がりで人工歯の位置が狂い,咬合関係が狂うことがある
	流ろう	困難(人工歯が脱落しやすく,復位が難しい)	容易	容易
	分離剤塗布	困難	容易	複雑な設計では困難
	塡入	困難	容易	困難(加圧不足が生じやすい)
	フラスク分離・取り出し	容易	困難(作業用模型と支台装置が分離しており,変形や破折を生じやすい)	比較的容易
	その他	フラスク下部の石膏が破折しやすい	レジンを床用と歯冠用で分けて同時に塡入できる 手技としては比較的難しい	**咬合関係の変化は,咬合器再装着後の咬合調整によって修正可能** 下部フラスクへの埋没時にアンダーカットがあると模型を破損する可能性がある

2) 埋没の手順

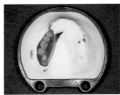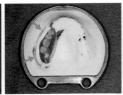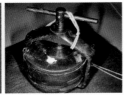

アメリカ・フランス併用式による埋没

義歯床研磨面と人工歯が露出するように下部フラスクに模型を埋没する．硬化した後に，模型のアンダーカット部をワックスで埋めたり，鋭縁を削除した後，上部フラスクを埋没材で満たしてクランプで固定する．

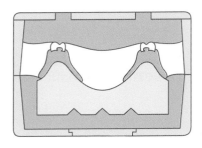

分割埋没法

アメリカ・フランス併用式埋没法により上部フラスクを石膏で満たす際に，取り出しを容易にする目的で，人工歯部の埋没の後に，残りの部分に石膏を注入して埋没する方法が用いられることがある．

C 流ろう

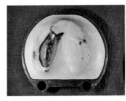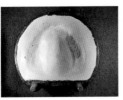

流ろう

埋没の石膏が硬化した後に，フラスクを温めてワックスを軟化させ，上下のフラスクを分離して，ワックスを完全に除去する（流ろう）．これによりレジン塡入のための石膏鋳型ができる．流ろう後には，埋没石膏の鋭縁を削除し，石膏とレジンとの分離剤を石膏表面のみに塗布する．

D レジン填入

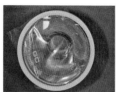 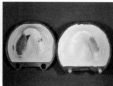

油圧プレス機 クランプによる
フラスクの固定

レジン填入
加熱重合レジンのポリマーとモノマーを混和し，餅状となった時点で填入する．填入は
油圧プレス機などを用いて試圧を行って余剰レジンを除去した後，上下のフラスクが適
合したら十分に加圧する．加圧終了後にフラスクをクランプに固定する．

E 重合

　以下の2種類の方法がある．重合後は変形を避けるため，いずれも徐冷
する．

1) 湿熱式重合

・65～70℃の温水の重合槽で60～90分加熱した後に100℃の沸騰水の重合
槽で30～60分加熱．

・65～70℃の温水中で9～12時間加熱（この方法を用いると未反応モノ
マーも少なく，熱収縮が小さくなり，適合性が向上する）．

2) 乾熱式重合

　120℃のヒータープレスで15～20分の粘膜面側からの片面加熱．

F 取り出し

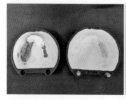 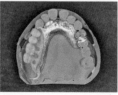

取り出し
常温で十分放冷した後，フ
ラスクを開き，石膏鉗子を
用いて埋没の石膏を取り除
く．

Ⅳ．常温重合レジンによる製作法

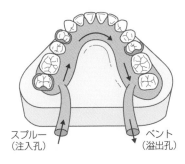

スプルー（注入孔）　　ベント（溢出孔）

流し込みによる塡入
流し込むスプルー（注入孔）と通路となるベント（溢出孔）が必要となる．埋没にはシリコーンコアや石膏コアが用いられる．

A 埋没・流ろう

1）シリコーンコアを用いる方法

・ろう義歯にスプルーとベントを付与し，パテ状のシリコーンゴム印象材を用いてろう義歯を被覆するようなコアを製作．

・シリコーンが硬化したら流ろうしてワックスを除去し，コア内面に接着剤で人工歯を固定．

・コアを模型上に復位させ周囲をワックスや接着剤を用いて完全に封鎖．

2）石膏コアを用いる方法

・専用のフラスクを用い加熱重合レジンと同様に下部フラスクへ埋没．

・石膏硬化後にスプルーとベントを付与した後，上部フラスクを埋没．

・石膏硬化後，流ろうし，ワックスを除去し，上下のフラスクが完全に適合するように閉じる．

B レジンの流し込み・重合

・流し込みレジンがベントから溢出するまでスプルーから注入．

・レジンの流動性が低下してきたら加圧重合器に入れて，加圧下にて低温重合（2気圧程度・40〜50℃・15〜20分程度）後，徐冷．

・硬化後にコアを除去．

V. 咬合器再装着

　埋没・重合の過程（特に重合収縮）で生じる咬合関係の変化に対して咬合器再装着後の咬合調整によって対応する.

　パーシャルデンチャーの製作には主にスプリットキャスト法が用いられる.

A スプリットキャスト

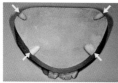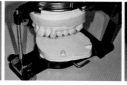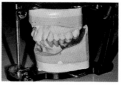

スプリットキャスト
基底面に，アンダーカットのないくさび型の溝を付与した作業用模型．あらかじめ溝を付与して咬合器装着しておくことで，簡便に作業用模型を咬合器から取り外して，かつ正確に復位することができる.

B Tenchのコア（Tenchの歯型）

・重合後の義歯を咬合器に再装着するために，埋没前に採得される石膏による陰型.

・Tenchのコアを用いて再装着できるのは上顎のみで，下顎義歯の再装着には，研磨を終えた完成義歯を用いる．患者の口腔内でチェックバイトを採得する必要があるため，来院回数がスプリットキャスト法より1回多くなる.

技工室での操作

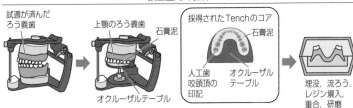

試適が済んだ
ろう義歯　　　上顎のろう義歯　　石膏泥

採得されたTenchのコア
石膏泥

人工歯　　　オクルーザル
咬頭頂の　　テーブル
印記

埋没，流ろう，
レジン塡入，
重合，研磨

オクルーザルテーブル

診療室での操作　　　　　　　　　　技工室での操作

研磨を終えた
完成義歯

粘膜面を調整した義歯
を口腔内に装着した状
態で,中心位でのチェッ
クバイトを採得する

上顎義歯はTenchの
コアを指標に装着

チェックバイトを介して上顎に
対する下顎の位置づけを行い，
切歯指導針を0.5mm高くして
おいた咬合器に装着し，指導針
を元に戻して咬合調整を行う

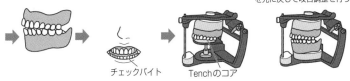

チェックバイト　　Tenchのコア

Tenchのコアによる咬合器再装着

・ろう義歯完成後に，咬合器上の下顎模型を外して下顎部にテーブルを置く.
・テーブルに石膏泥を載せ，軟らかいうちに上弓を閉じて，上顎人工歯の咬合面を印記
　する．印記の深さは臼歯部の咬頭の位置が印記される程度を目安とする.
・義歯を重合後にその石膏コアを指標に上顎を再装着するが，下顎を装着する場合に
　は，研磨のみ行った義歯を口腔内に装着して中心位チェックバイトを採得し，その
　チェックバイトを用いて下顎の咬合器装着を行う.

Ⅵ. 研磨

　割り出し後の義歯のレジンのバリや不要部分をカーバイドバーやディ
スクなどを用いて除去し，義歯の形態を整え研磨.

1) 研磨の意義

・装着感，舌感の改善
・食物の貯留や残渣，プラークなどの付着の抑制

埋没・重合

Ⅶ. 埋没・重合・割り出し過程で生じる問題点とその原因

	問題点	原因
義歯床	作業用模型の粘膜部分の破損	作業用模型の厚みの不足，塡入時の不適切な試圧
	辺縁の陥凹	埋没前の辺縁部ワックスの焼き付け不足
	埋没材の混入	上下フラスク分離後の鋭縁のトリミング不足や下部フラスク埋没材のアンダーカットによる埋没材の破損
	細かな内部気泡	重合時の急速な加熱
	大きな陥凹や気泡	塡入時の加圧不足，不適切な塡入時期，分割塡入
	強度の不足（研磨困難）	重合不良
	変形	重合後の急速な冷却による収縮量の増大
人工歯	位置異常（低位やレジン内への埋入）	塡入中の人工歯の変位や脱離
	咬合関係の変化（咬合の挙上）	フラスクの浮き上がり（過剰なレジンの塡入や塡入時のバリの除去不足による）
	完成後の人工歯の脱離	人工歯基底面のワックスの残存やレジン分離剤の塗布
支台装置	クラスプの歪み	取り出し時の無理な力
	クラスプやフレームワークの変位	ティッシュストップの不足，埋没前のクラスプ固定の不足

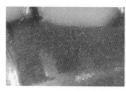 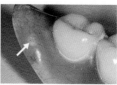

レジンの内部気泡
義歯床レジンの内部に細かな気泡や大きな気泡が認められる場合がある．

Chapter 14

義歯の装着

Check Point

・義歯装着前の点検事項
・義歯装着時の検査項目と手順
・義歯装着時の患者指導

　完成義歯は口腔内・口腔外でさまざまな面から検査し，必要に応じて修正する．ろう義歯試適後にレジン重合を行っているため，埋没・重合・割り出しの各ステップにおいて生じうる寸法変化，位置・形態変化（義歯床粘膜面の適合状態や義歯床部，人工歯，支台装置の位置関係など）を理解したうえで対応する必要がある．

I. 完成義歯の点検

（1）技工操作の良否についての点検

①義歯床の表面や内部の気泡

②義歯床粘膜面のなめらかさ

③義歯床縁部の形態

④人工歯とレジン移行部の形態

⑤フレームワーク構成要素の変形

⑥フィニッシュラインとレジンのスムーズな移行

⑦人工歯の破折や位置移動

⑧義歯床全体の研磨

装着

Ⅱ. 完成義歯装着時の点検

　フレームワークはすでに試適済みであるため，義歯の適合については重合による影響を考慮して検査を行う．義歯床の適合度は咬合のずれの影響を受けるので，まず，手指圧で適合検査・調整をし，その後，咬合検査・調整を行う．

（1）義歯の試適

・着脱のしやすさ，着脱時の痛みの有無

・レストとレストシートの適合確認

（2）義歯床粘膜面の適合検査

・適合試験材*による適合性や床縁形態の点検

CHECK!

*適合試験材には特徴があり，目的あるいは部位に適したものを使い分ける．

（1）各試験用材料の特徴

①シリコーン系適合試験材（フィットチェッカー®）

　義歯辺縁および研磨面と周囲組織とのおおよその接触関係，義歯粘膜面と顎堤粘膜との適合状態ならびに顎堤吸収の有無などをチェック．試験材の厚みからリリーフ量など立体的な形状の確認．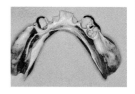

②ペーストタイプ適合試験材（P.I.P.®，デンスポット®）

　粘膜面の微細な過度に接触している部位の確認．硬化しないので，義歯の動揺に伴う過度の接触（あたり）を確認できる．床縁と周囲組織の接触関係のチェックは原則困難．義歯床と粘膜との間隙量を検査することは不可．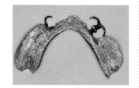

（2）使用手順

　一般的な手順として，まずシリコーン系適合試験材を用いて適合状態を定量的に検査・調整し，必要に応じてペーストタイプで微細な過度の接触を調整．

(3) 咬合検査

・咬合紙を用いた咬頭嵌合位および偏心位における咬合接触関係の点検

(4) 色調・形態・装着感

・義歯床の色調も含めた審美性や装着感について患者に確認

Ⅲ. 完成義歯装着時の患者指導 よくでる

(1) 義歯への順応

・発音障害や異物感，唾液分泌量の変化

・通常は1〜3か月で徐々に消失

(2) 義歯の着脱方法

(3) 食事の注意事項

　最初は硬い食品や扱いにくい粘性食品を避け，軟らかく食べやすい大きさの食事を勧める.

(4) 清掃方法 (義歯)

　義歯用ブラシによる機械的清掃と義歯洗浄剤による化学的清掃の併用 (研磨剤の入った歯磨剤は禁止)

(5) 保管方法

　義歯の乾燥による変形を防ぐため，清掃後に水中保管

(6) 就寝時の取り扱い

　一般的には義歯床下粘膜の回復・保護のため，就寝時には義歯を外す*.

*就寝時に義歯を装着させる場合

・睡眠時ブラキシズムにより残存歯に過剰負担が生じる.
・咬合支持域喪失のため，残存歯によって対顎の顎堤が損傷する.
・義歯が動揺歯のスプリントとなっている.
・顎関節に過剰な負担が加わる.

装着

(7) 疼痛への対応

　圧迫感や疼痛が続く際は来院して調整

(8) 部分床義歯装着後の管理

　定期的な術後管理とリコールの重要性

124

- 124

義歯（入れ歯）の使用上の注意について

○○○　○○○　様

20xx 年 xx 月 xx 日

今回，新しい義歯（入れ歯）が入りました．
紛失には注意し，定期的な検査を忘れずに受けましょう．

装着時の注意事項
- 最初は，喋りにくかったり，異物感を強く感じたり，唾液の量が変化することがあり，
  慣れるまでには一定期間（1〜3か月程度）かかることもあります．
  異物感が強い場合には，徐々に長く使ってみるようにして下さい．
- 圧迫感があるときは入れ歯を時々外して，再び装着してみて下さい．
  痛みが強いときは入れ歯を外しておいても構いません．
  痛みがある部分を確認して，次の来院日に入れ歯を調整していきます．
- 部分入れ歯を長く装着しないでおくと，歯が移動して入らなくなることがあります．

食事について
- 最初は食べやすい食物を選び，小さくしてゆっくり食べるようにして下さい．
- 両側の歯を使って噛むようにしてみましょう．

着脱の方法
- 水分で濡らしてから指で押して装着して，噛みこんで入れないようにして下さい．
- バネを持って外して下さい．

義歯の清掃
- 食後は義歯を外し，専用のブラシでこすって水洗いして下さい．
  義歯用の洗浄フォームを使っても構いませんが，
  研磨剤が入った歯磨きペーストは使わないで下さい．
- こすり洗い後に，入れ歯洗浄剤を使うのが最も効果的です．
- 熱湯や漂白剤にはつけないようにして下さい．

口腔内の清掃
- 食後には義歯を外し，歯ブラシや歯間ブラシを使って
  歯の清掃を行って下さい．
  バネがかかる歯は特に汚れやすいので，
  今まで以上に丁寧に清掃しましょう．
- 舌が白く汚れているときは，舌ブラシで
  やさしく汚れを取り除いて下さい．

夜間の取り扱い
- 就寝時は外しておくのが一般的です．
  外したら，乾燥を避け水につけて保管しましょう．

わからないことや気になることがあれば，
いつでもお尋ね下さい．

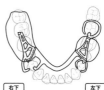

右上　左上
右下　左下

医療機関名	昭和大学歯科病院 補綴歯科 東京都大田区北千束 2-1-1 TEL　03-3787-1151	担当医	馬場 一美

装着

　義歯の使用については無症状であっても定期的なリコールと調整が必要であることを確認する．
①残存歯や顎堤の変化，義歯の変化は不可避な経時的変化である．
②経時的変化への適切な対応が行われないと義歯の動きが過大となり，義歯破折，支台歯喪失や，フラビーガム，義歯性線維症などの原因となる．また，義歯の清掃も含めた口腔衛生状態が管理できていないと，支台歯喪失や義歯性口内炎などの原因となる．
③これらの症状は患者が自覚することなく徐々に進行することが多い．

リコールの重要性

Ⅳ. 義歯装着後の観察

　義歯を装着した時点で補綴処置終了ではない．装着後も一定期間ごとにリコールし，義歯および支持組織を検査する．

①粘膜面の調整

②咬合調整

③リライン

④口腔衛生指導

Chapter 15

義歯装着後の変化への対応

> **Check Point**
>
> ・口腔内と義歯に生じる経時的変化
> ・義歯の不具合と対応方法

　パーシャルデンチャーを装着することにより口腔内の形態が複雑化するため，プラークコントロールが困難になる．また，残存歯や欠損部顎堤に負担を強いることは避けられない．さらに，義歯自体にも経年的な劣化が生じる．したがって，義歯装着後には義歯ならびに口腔内に生じる経時的な変化を最小にし，必要に応じてそれらに対応する必要がある．

I. 口腔内に生じる変化

A 残存歯と歯周組織の変化

1）残存歯の齲蝕
・支台歯の齲蝕は咬合面や頬側面に比べて隣接面に好発

2）残存歯の動揺と移動
・適合不良や咬合接触の不均衡による過大な義歯の動きに伴う支台歯の動揺度の増大
・咬合性外傷による動揺度の増大，咬合接触がない場合の移動（挺出）

3）歯周組織の炎症
・プラークコントロール不良による炎症
・義歯設計の問題（頬舌的な開放・メタルタッチなどへの配慮不足）

・デンチャープラークによる義歯性口内炎

・強い機械的な刺激による粘膜の角化層の菲薄化と固有層の線維化，慢性的な炎症症状

1) 主に清掃不良に関連する異常 🎯 よくでる

(1) 義歯性口内炎

原因：義歯の清掃不良

症状：義歯床形態に一致した発赤

治療：義歯の清掃指導（機械的清掃と化学的清掃）

　　　細菌検査によってカンジダの存在が確認された場合，抗真菌薬による治療（ミコナゾール含有ゲル・口腔内付着錠，アムホテリシンB含有シロップなど）

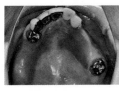 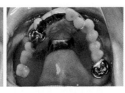

義歯性口内炎

(2) 乳頭状過形成

原因：義歯の清掃不良やリリーフ過剰による陰圧刺激（機械的刺激）の可能性があるが，明らかな原因は不明

症状：乳頭状病変，硬口蓋中央部に好発

治療：義歯の清掃指導

　　　義歯の不適合部を調整し，改善しない場合には外科的処置を検討

2) 主に機械的刺激に関連する異常 🎯 よくでる

(1) 褥瘡性潰瘍

原因：義歯の不適合

症状：義歯床の過圧部に一致する義歯床下粘膜の有痛性の潰瘍

　　　短期間で生じる

治療：義歯の一定期間撤去や義歯床加圧部の削合（リリーフ）

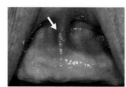 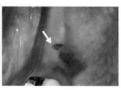

褥瘡性潰瘍
圧迫されて循環が阻害されると，その部分は壊死し潰瘍やびらんを生じる．潰瘍底面は平坦で赤色，または肉芽組織表面の壊死により黄白色を呈する．

（2）義歯性線維症（義歯性線維腫）

原因：前歯部の突き上げや義歯の動揺による床縁からの慢性的な機械刺激

症状：床縁に一致する炎症反応性の結合組織性増殖

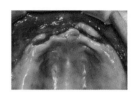

義歯性線維症

治療：床縁が過長な場合には短縮，床縁の不足の場合は延長とリリーフ，必要に応じて粘膜調整

　　　大きいものは外科的切除を検討

（3）フラビーガム

原因：義歯の長期使用に伴って生じる臼歯部人工歯の咬耗の進行などにより咬合接触状態が変化し，前歯部での突き上げ（前歯部のみでの咬合接触）による顎堤粘膜への負荷の増大

症状：歯槽骨の吸収と粘膜下組織の増生を伴うコンニャク状の顎堤

治療：病変部の調整（リリーフ）

　　　病変部の無圧印象*を行って義歯を製作

　　　臼歯部での咬合接触を確立し，前歯部咬合接触を与えない

---

*無圧印象の方法
・トレー内面のリリーフ
・トレーへの通路（溢出孔）の設置
・流動性の高い印象材の使用

ワックスによるリリーフ　　通路を付与した個人トレー

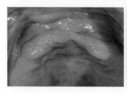 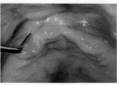

フラビーガム

C 顎骨の変化

・経時的な生理学的骨吸収（→p.53参照）

・過度な負担による急激な吸収

治療：負担過重への対応とリライン

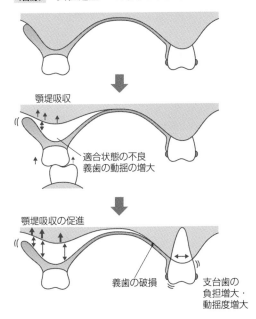

顎堤吸収

適合状態の不良
義歯の動揺の増大

顎堤吸収の促進

義歯の破損

支台歯の
負担増大・
動揺度増大

顎堤吸収と支台歯，義歯との関係

顎堤吸収が生じると義歯は不適合になり，粘膜支持が低下する．機能時の義歯の動揺が大きくなり，支台歯の負担も増し動揺度が増大し，顎堤吸収をさらに促進する．また，義歯もたわむため破損の原因となる．

D アレルギー

　義歯に用いられる金属による金属アレルギー（稀にレジンアレルギー）．

症状 ：感作源に一致する粘膜の発赤，潰瘍

診断 ：問診とパッチテストによる接触性物質の証明が有用

治療 ：接触源の除去，抗ヒスタミン薬や抗アレルギー薬の内服，ステロイド軟膏の塗布

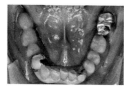 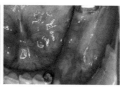

金属アレルギー

II. 義歯に生じる変化

A 人工歯の変化

①咬合面の摩耗・破折

②脱離

③変色

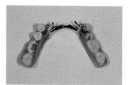

人工歯咬合面の摩耗

B 義歯床の変化

①破折・破損

②変色

C フレームワークの変化

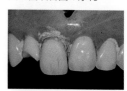

人工歯の破折

①クラスプの破折・変形

②大連結子の破折・変形

③小連結子の破折・変形

III. 義歯装着後のトラブルの原因とその対応

　義歯装着後のトラブルには，比較的早期に生じるものと長期経過で生じるものがあり，その原因は異なるため，対応法も異なる．

義歯のトラブルの原因

調整　調整　調整　　調整　　メインテナンス メインテナンス　メインテナンス　　メインテナンス

装着　1か月　　　　　　6か月　　　1年　　　3年　　　5年

装着後早期のトラブル
・設計の不備
・製作過程でのエラー
・調整不足

長期経過でのトラブル
・顎堤吸収
・人工歯の摩耗
・レジンの劣化
・金属疲労

A 装着後早期に生じるトラブル 🎯よくでる

　不適切な設計や調整不足で生じるもの，それらに不備がなくても義歯を使用して（機能して）初めて明らかになる問題もある．

1）義歯床下粘膜の疼痛

原因	対応
局所的な過圧による褥瘡性潰瘍の形成や粘膜の発赤 骨隆起や骨鋭縁部のリリーフ不足による過圧 小帯部の床縁過長による潰瘍形成	過圧部の削合・調整（リリーフ）
レスト設定の不備による義歯の過剰な沈下 過小な義歯床面積（遊離端欠損の場合，上顎結節を覆っていない，レトロモラーパッドに達していない）	修理（支台装置の交換，義歯床面積の拡大）

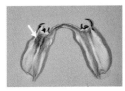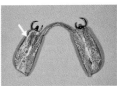

適合試験材を用いた適合試験

2) 機能時の義歯の動揺・脱離

原因	対応
偏心運動時の咬合接触	偏心運動時の咬合接触様式の再検討，修正（→p.105参照）
支台装置の支持・把持・維持機構の不足	支台装置の交換
人工歯排列位置 研磨面形態の不良	人工歯の交換 研磨面形態の修正

3) 咬頰・咬舌

原因	対応
低い咬合高径	咬合挙上（咬合面再構成）
人工歯の水平被蓋の不足	調整（人工歯の水平被蓋の修正） 修理（人工歯の交換）

4) 人工歯の脱落

原因	対応
レジン歯や硬質レジン歯での，レジン塡入前の人工歯基底面への分離剤の作用	修理（人工歯基底面および義歯床被着面の新鮮面を露出させたうえでの即時重合レジンによる修理）
陶歯や金属歯での基底面保持形態の不足	即時重合レジン・コンポジットレジンによる修理 人工歯の交換

5) 発音障害・嚥下困難

原因	対応
高い咬合高径による口唇閉鎖困難	咬合調整（咬合高径を下げる） 修理（再咬合採得と間接法を用いた人工歯交換）
下顎後顎舌骨筋窩部の床縁の過長 上顎アーライン付近の床縁の過長	調整（床縁の削除）
口蓋部形態の不良 前歯部人工歯排列位置の不良	口蓋部の研磨面形態修正（口蓋部の形態修正部位はパラトグラムなどで決定） 人工歯の交換

6) 床縁付近の食渣の停滞

原因	対応
臼歯部頬側研磨面の陥凹 短い床縁設定	床縁，研磨面の形態修正

装着後変化

7) 支台歯の違和感

原因	対応
支台装置の適合不良による支台歯への側方圧（クラスプの受動性の不備） 支持不足のクラスプでの辺縁歯肉の圧迫 不適切なクラスプデザイン（アンダーカット量の過多）	支台装置の交換
支台歯周囲の清掃不良による歯周組織の炎症	清掃指導

8) 義歯床の破損

原因	対応
機械的強度不足	修理（義歯床の拡大・補強線埋入）
患者の取り扱いの誤りによる落下	修理 取り扱いに関する指導

9) 支台装置の破損

原因	対応
前処置の不足によるクラスプ鉤肩，レスト部の破損	前処置と支台装置の交換修理 レーザー溶接による修理
設計の不備（アンダーカット量過多の維持鉤腕，小連結子の強度不足）	支台装置の交換修理 レーザー溶接による修理

B 長期経過で生じるトラブル ◎よくでる

　長期経過（装着後早くても半年以降）に生じるトラブルとしては，顎堤吸収などの生体の変化や，義歯構成材料の摩耗や劣化・疲労に起因することがほとんどである．義歯新製を検討すべき場合も多いが，以下には修理や調整による対応を示す．

1) 義歯粘膜面・顎堤粘膜の問題

	症状	対応
顎堤吸収とそれに伴う適合不良	機能時の義歯の動揺の増大 義歯の動揺による脱離や咀嚼機能の低下 義歯床下粘膜の疼痛，違和感 義歯床下への食渣の停滞	リライン（粘膜異常があれば先に粘膜調整）
歯石・プラークの沈着	粘膜の違和感・疼痛	清掃および衛生指導

義歯性口内炎	義歯床外形に一致した発赤・疼痛	清掃および衛生指導
金属アレルギー	粘膜面のフレームワーク露出部に一致する粘膜の発赤・疼痛	アレルゲンの同定と除去
義歯性線維症	床縁に一致する歯肉の線維性増殖	リリーフと義歯床縁の削合外科的処置

2) 支台歯の問題

	症状	対応
齲蝕・歯周疾患	義歯の動きの増大痛み	齲蝕治療，歯周疾患治療抜歯後，必要に応じて支台装置の交換増歯修理

3) 人工歯の問題

	症状	対応
人工歯の摩耗	咬合接触*の不均衡による義歯の動きの増大（臼歯部接触消失による前歯部突き上げ）咬合面の平坦化による咀嚼機能の低下咬合高径の低下に伴う顔貌の変化と咬頬・咬舌人工歯水平被蓋の減少による咬頬・咬舌	咬合面再構成修理による人工歯の交換

---

*咬合接触の検査は，手指圧での適合試験で粘膜面の適合が問題ないことを確認したうえで行う．粘膜面が適合していないと正確な咬合検査はできない．

---

4) 支台装置の問題

	症状	対応
着脱に伴う繰り返し応力による永久変形・破損	支台装置の維持力の低下による義歯の動揺の増大義歯の脱離	支台装置の交換レーザー溶接
レストの破損	義歯の過剰な沈下に伴う粘膜の過圧・疼痛支台装置の偏位による義歯の動きの増大食片圧入	修理によるレストの追加
支台歯の喪失に伴う支台装置の不足	支台歯の喪失に伴う義歯の動きの増大・維持力の不足	修理による支台装置の追加レーザー溶接

5) 義歯床の問題

	症状	対応
材料の劣化, 義歯清掃不良	義歯床全体の着色・劣化	リベース 義歯清掃指導
破折	レジンの完全な破折, ひび	→次項参照

Ⅳ. 義歯の修理

A 義歯床の破折の修理

1) 破折面が明瞭で復位可能な場合

(1) 義歯床の厚みが十分で安定して復位可能な場合

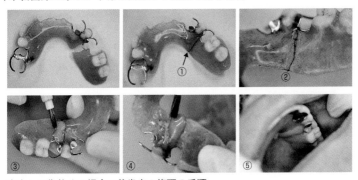

安定して復位する場合の義歯床の修理の手順

①完全破断であれば破折線をマーキングし, 安定する位置で接着剤にて仮接合する.

②研磨面の破折線に沿ってバーで1/2程度の深さまで削合して新鮮面を露出させる.

③研磨面に即時重合レジンを筆積みで盛り上げるように添加して接合する.

④レジンが硬化したら粘膜面の破折線に沿って削合し, 即時重合レジンを筆積みで添加する.

⑤硬化しないうちに義歯を口腔内に装着し, 硬化まで手圧で保持する.

⑥硬化したら口腔外で形態修正を行い, 適合を確認のうえ, 咬合調整を行って, 研磨で仕上げる.

（2）復位可能だが義歯床が薄い場合

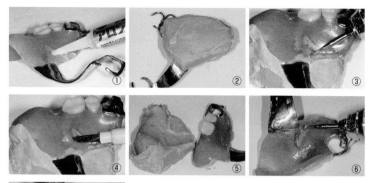

石膏コアを用いた修理の手順
①接着剤で仮接合する.
②速硬性の石膏を用いて，義歯粘膜面の石膏コアを採得する.
③破折線に沿って研磨面側からバーで削合し，レジン新鮮面を露出させる.
④削合部分に即時重合レジンを添加する.

⑤硬化したら石膏コアを除去する.
⑥粘膜面側からも破折線に沿って一層削合したのち，即時重合レジンを添加して口腔内で適合させる.
⑦硬化したら口腔外で形態修正を行い，適合を確認し，咬合調整を行って，研磨で仕上げる.

2）元の位置での接合が困難な場合

（1）手順

①破折片を口腔内の定位置に戻して，アルジネート印象材などを用いたピックアップ印象（取り込み印象）採得

②義歯が取り込まれた印象に石膏泥を注入し模型製作

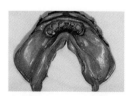

義歯のピックアップ印象
（取り込み印象）

③上掲写真「石膏コアを用いた修理の手順」の③～⑦の順に修理

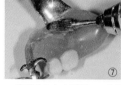

装着後変化

1) 口腔内で支台装置を固定する場合

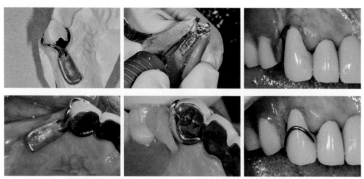

修理用の支台装置の固定の手順

①義歯を外した状態で支台歯の印象を採得し，作業用模型上で支台装置の製作を行う．

②破損した支台装置が残存している場合には除去する．修理用の支台装置の脚部に相当する義歯床を削合し，支台装置と義歯を試適して，適切な位置にあるかどうか確認する．

③口腔内で，即時重合レジンを用いて支台装置を義歯に接合する．（脚部の金属が露出している場合には，接合前にサンドブラストで清掃したのち，金属接着性プライマーを塗布してから行う）．適度に硬化したところで義歯を外し，硬化を待つ．

④形態修正と研磨を行う．

2) 間接法で支台装置を固定する場合

（1）手順

①破損したクラスプを取り外し，義歯を装着した状態でのピックアップ印象採得

②作業用模型上で支台装置の製作

③クラスプを模型に適合し，鈎脚部に相当する義歯床を削合して常温レジンを用いて固定

C 粘膜調整（ティッシュコンディショニング）

・軟質のアクリル系の粘膜調整材（ティッシュコンディショナー）を使用する［粉はポリエチルメタクリレート（PEMA），液は芳香族エステルとエチルアルコール］．

- ・暫間的使用であり，粘膜の状態が改善したら義歯の新製を行うか，硬質裏装材に置換する.
- ・混和直後の初期には粘弾性性質を有するが，エチルアルコールや可塑剤の溶出に伴って次第に柔軟性が失われるため，1週間程度で交換する.
- ・機能印象にも使用される（→ p.62参照）.

適応症

- ・粘膜に異常が認められ，粘膜の安静をはかる必要がある症例
- ・粘膜に異常が認められ，かつ義歯粘膜面の適合不良を認める症例

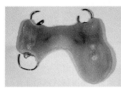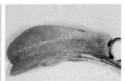

粘膜調整材を適用した義歯

劣化して柔軟性が失われた
粘膜調整材
デンチャープラークが付着
しやすい

D リライン よくでる

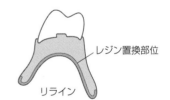

- ・義歯床の粘膜面のみに適用される改床法である.
- ・直接法と間接法がある.

適用条件 *

- ・人工歯や咬合関係に問題がない.
- ・粘膜に潰瘍などの異常を認めない.

レジン置換部位

リライン

---

*咬合関係の不良や粘膜異常を認める場合は，まず咬合調整や粘膜調整を行う必要がある.

1) リラインに用いられる材料

(1) 重合後の特性による分類

・硬質

・軟質

・最初は軟質で，時間経過や光照射などで硬質に変化するもの

(2) 材質による分類

・アクリル系：軟質材料では粘弾性的性質を有する．硬質材料では義歯床用アクリルレジンに近い性質を有する．

・シリコーン系：弾性的性質を有し，経時的な物性変化が少なく，耐久性が高い．

(3) 重合形式による分類

・アクリル系：常温重合（化学重合），光重合，加熱重合

　シリコーン系：常温重合（化学重合），加熱重合

・直接法：常温重合，光重合

　間接法：常温重合，光重合，加熱重合

2) 直接法の特徴

・チェアサイドで行うため，1回で完了する．

・常温重合レジンの使用や唾液の混入により，リライン材に気泡などが入りやすく，間接法に比べると物性が劣る．

・顎堤に対するズレや傾きが多少生じ，咬合接触状態や咬合高径に変化を生じやすい．

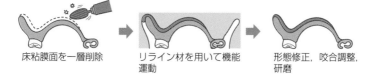

床粘膜面を一層削除　　リライン材を用いて機能運動　　形態修正，咬合調整，研磨

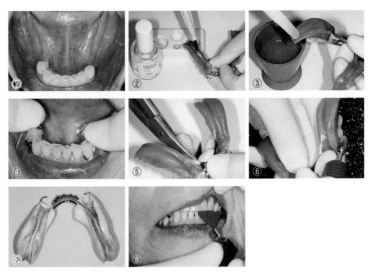

直接法リラインの手順

①欠損部の粘膜に異常がないこと，義歯の咬合接触状態が適正であることを確認する．

②床粘膜面のレジンを一層削除して新鮮面を露出させ，接着剤を塗布する．支台歯や人工歯部には薄く分離剤を塗布する．

③リライン材を床粘膜面に盛り付ける．

④義歯を装着してレストがレストシートに収まることを確認し，機能運動を行わせる．この際に，義歯の偏位を避けるために咬合させないように注意する．

⑤完全硬化する前に口腔内より取り出し，余剰部をナイフやハサミなどを用いて整える．

⑥完全硬化したら，バーを用いて形態修正を行う．

⑦口腔内で最終位置に戻ることを確認し，粘膜面の適合試験を行って適宜調整する．

⑧咬合調整を行い，研磨して仕上げる．

3) 間接法の特徴

・粘膜調整材を用いてダイナミック印象を行い，模型を製作

・直接法と比較して置換するレジンに一定の厚みを確保しやすく，接着操作や重合を確実に行える．

・義歯を預かる必要があり，2度の来院が必要

（1）常温重合レジンを用いる場合

・リライニングジグを用いて製作

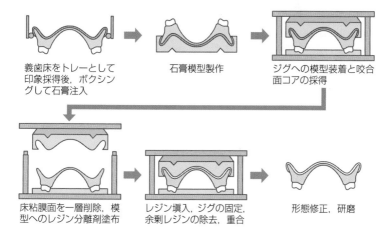

義歯床をトレーとして
印象採得後，ボクシン
グして石膏注入

石膏模型製作

ジグへの模型装着と咬合
面コアの採得

床粘膜面を一層削除，模
型へのレジン分離剤塗布

レジン填入，ジグの固定，
余剰レジンの除去，重合

形態修正，研磨

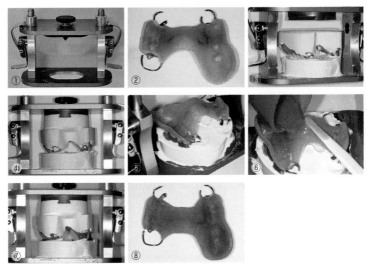

リライニングジグを用いた修理の手順

①リライニングジグ.

②使用中の義歯を用いてダイナミック印象を採得する［ダイナミック印象の方法：シリコーンゴム印象材でのウォッシュインプレッション，粘膜調整材（ティッシュコンディショナー）の適用，印象用ワックスの適用など．→p.64参照］

③ボクシングを行って作業用模型を製作したのち，リライニングジグ下部に固定用の石膏を載せて義歯の咬合面が取り込まれるようにして咬合面コアを採得する．

④リライニングジグ上部のマウンティングプレートに作業用模型を装着し，ジグの上下を閉じて左右のスプリングで固定する．

⑤床粘膜面の印象材を除去して，リライン材の厚みが1～1.5mm程度確保できるように床粘膜面を削除したのち，義歯咬合面をリライニングジグ下部の咬合面コアにスティッキーワックスで固定する．

⑥床粘膜面に接着剤を塗布したのち，常温重合レジンを混和し，床粘膜面に盛り付ける．

⑦リライニングジグの上下を閉じて左右のスプリングで固定し，余剰レジンを除去して重合を待つ．

⑧レジンが硬化したら義歯を取り出し，形態修正，研磨を行う．チェアサイドで口腔内での適合を確認して咬合調整を行う．

(2) 加熱重合レジンを用いる場合

・義歯製作と同様にフラスコ埋没を行って製作（手順はリベースとほぼ同様）

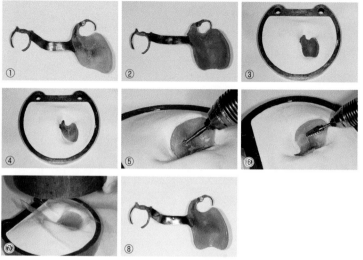

フラスコを用いた修理の手順

①修理前の義歯.

②使用中の義歯を用いて咬合圧下でのダイナミック印象を採得する.

③クラスプなどのフレームワークの歪み防止に配慮したうえで，印象を行った床粘膜面を上にしてフラスコ下部に埋没する．さらにフラスコ上部の埋没を行う（作業用模型を製作してからフラスコ埋没する場合もある）.

④フラスコを開き，印象材を除去する.

⑤リライン材の厚みが1～1.5mm程度確保できるように，ラウンドバーを用いて，床粘膜面にガイドグルーブを形成する.

⑥ガイドグルーブを指標として，カーバイドバーを用いて粘膜面を一層削除し，接着剤を塗布する.

⑦加熱重合レジンの前重合を行い，粘膜面にレジンを塡入し，重合させる.

⑧義歯を取り出し，形態修正，研磨を行う．チェアサイドで口腔内での適合を確認して咬合調整を行う.

・間接法のみ
・人工歯以外の義歯床のすべてを置換
・義歯床用レジンの劣化や変色，床縁形態の
　改善などに適用

レジン
置換部位━

リベース

適用条件

・人工歯や咬合関係に問題がない．
・粘膜に潰瘍などの異常を認めない．

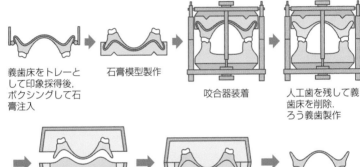

義歯床をトレーと
して印象採得後，
ボクシングして石
膏注入

石膏模型製作

咬合器装着

人工歯を残して義
歯床を削除．
ろう義歯製作

フラスク埋没後
分離して流ろう

レジン填入，重合

形態修正，研磨

咬合器を用いて行うリベースの手順
①使用中の義歯をトレーのように用いてダイナミック印象を採得する．
②ボクシングを行ったのち，石膏を注入して作業用模型を製作する．
③作業用模型と対合歯列の模型とともに咬合器に装着する．
④人工歯と支台装置を残して義歯床を削除し，ろう義歯を製作する．
⑤フラスクにろう義歯を埋没する．
⑥流ろう後，加熱重合レジンを填入し，重合させる．
⑦義歯を取り出し，咬合器再装着を行って咬合関係を確認し，形態修正，研磨を行う．
⑧チェアサイドで口腔内での適合を確認して咬合調整を行う．

F 咬合面の再構成

　コンポジットレジンや即時重合レジンを用いて，摩耗した人工歯咬合面の形態回復させる．あるいは新たな人工歯で置き換える．

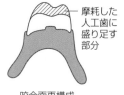

摩耗した
人工歯に
盛り足す
部分

咬合面再構成

G レーザー溶接

　金属フレームワークの修理やリフォームでは，従来，主にろう付けが用いられていたが，より簡便な金属接合法としてレーザー溶接が用いられるようになった．

1）特徴

・近赤外領域の光線（波長 1 μm 程度）による Nd：YAG レーザーを用いる．
・埋没が不要で，作業用模型上で直接操作できる．
・同種金属だけでなく異種金属での接合が可能．
・鋳造欠陥（鋳巣）の補修が可能．
・ろう材が不要で，耐腐食性，機械的強度に優れる．
・微小範囲にエネルギーを集中でき，周囲への熱の影響が少ない（離れた位置のアクリルレジンを保存して補修することも可能）．

2）手順の一例

① 口腔内での前処置
② 金属フレームワーク（母材）の溶接用突き合わせ面の形成
③ 義歯装着状態での印象採得
④ 支台装置の修理パーツの製作
⑤ 口腔内試適，母材と修理パーツの仮固定
⑥ 義歯のピックアップ印象
⑦ 作業用模型の製作
⑧ 作業用模型上でのレーザー溶接（貫通溶接による接合，フィラーメタルの肉盛り）
⑨ 研磨

　レーザー溶接の臨床手順は症例により異なる．多くの場合，母材とな

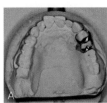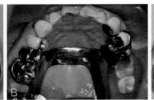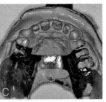

A：製作された修理パーツ．B：口腔内でパターンレジンを用いて仮固定されたフレームワークと修理パーツ．C：仮固定後のピックアップ印象．
（第114回歯科医師国家試験）

る金属フレームワークの歯列に対する位置関係を模型上に正しく再現するために，ピックアップ印象が行われる．

V．高齢者・有病者への対応

　高齢者や有病者の義歯治療においては義歯への適応能力の低下，全身ならびに口腔機能の低下や麻痺，衛生面への関心の低下さらにさまざまな生活環境の変化を鑑みて以下のような配慮が必要となる場合がある．

・残存する口腔機能への配慮（例：人工歯の排列位置の工夫，舌機能を考慮した研磨面の厚みの付与）．
・手指の巧緻性の低下に配慮した容易な着脱を可能とする設計（例：着脱用のノッチの付与，着脱の指向性のない磁性アタッチメントの利用）．
・自浄性が高く，清掃性のよい義歯の設計．
・将来的な修理やリラインに対応可能な生体追従性のある設計．
・義歯安定剤の活用指導．
・家族，介護者への指導．

装着後変化

Chapter 16

各種義歯

Check Point
・オーバーデンチャー
・インプラント義歯
・顎義歯と摂食嚥下補助床

Ⅰ. オーバーデンチャー よくでる

オーバーデンチャーとは，天然歯・歯根あるいはインプラントを義歯床下に含み，それらによって支持・把持の一部および維持を行わせる義歯の総称であるが，一般に前者(天然歯・歯根を支台とするもの)をオーバーデンチャーとよび，インプラントを支台とするインプラント・オーバーデンチャー，インプラントアシステッド・リムーバブルパーシャルデンチャーとは分けてとらえられる場合が多いため，本書でも同様の分類とする.

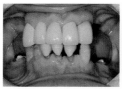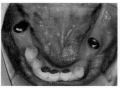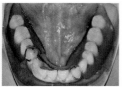

オーバーデンチャー

A 利点

①抜歯に伴う歯槽骨の吸収を防止

②歯根膜感覚を保存

③支台歯の歯冠歯根比の改善による側方力の軽減

④歯冠削除による咬合関係および審美性の改善（位置異常歯の場合）

⑤支台装置の併用による義歯床の維持向上

⑥残存歯の支持力による咀嚼機能の向上と欠損部顎堤の保護

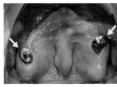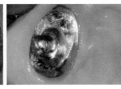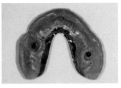

OPアンカーアタッチメントを用いたオーバーデンチャー
維持部を有するコーピング（矢印，中央写真）と義歯に取り付けたマトリックスラバー（Oリング）により，維持向上がはかられている．

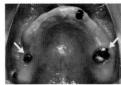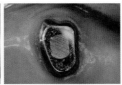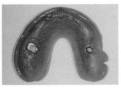

磁性アタッチメントを用いたオーバーデンチャー
キーパー付き根面板（矢印，写真中央）と義歯に取り付けた磁石構造体により，維持向上がはかられている（→p.34参照）．

B 欠点

①支台歯周辺部における義歯破損

②支台歯の被覆によるカリエスリスクの上昇

③義歯床の機械的刺激による辺縁歯肉の病的変化

コラム：磁性アタッチメント

キーパー付き根面板の製作法

方法	手順	特徴
鋳接（間接法）	キーパー　維持棒 ワックスパターン　模型　→　鋳造体　→　合着	・キーパー除去には根面板ごとの除去が必要 ・鋳造過程でのキーパーの歪み発生 ・来院回数2回
レジンセメントでのキーパーボンディング法（間接法）	キーパートレー　キーパー　レジンセメントで接着　セメントラインがみえる ワックスパターン　模型　→　鋳造体　→　合着	MRI撮影のためにキーパーのみ壊して外し，再度新しいキーパーを付けることが可能 ・来院回数2回
コア用レジンによる直接法	ポスト付きキーパー　コア用レジン　→　築造	・研磨が難しく，プラークがやや付着しやすい ・来院回数は1回

磁石構造体の装着

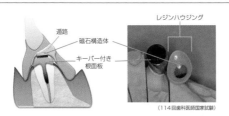

通路　磁石構造体　キーパー付き根面板　レジンハウジング

(114回歯科医師国家試験)

　義歯装着時あるいは1週間程度のセトリング期間を経た後に，磁石構造体を常温重合レジンを用いて義歯に取り付ける．取り付けの際には通路を設けることで浮き上がりを防止できる．また，模型上で磁石構造体を取り込んだレジンハウジングを製作してハウジングごと取り付けることで，緊密なキーパーとのコンタクトが得られ本来の維持力を十分に発揮できる．

各種義歯

Ⅱ. 可撤性インプラント義歯 🎯よくでる

　欠損部顎堤に人工歯根（口腔インプラント）を埋入し（あるいは, すでに埋入されているインプラントを用い）, これに支持・把持・維持のいずれかの機能をもたせる可撤性床義歯.

A 利点

①インプラントによる義歯の動きの制御.
②義歯外形の小型化（嘔吐反射・違和感の軽減）.
③固定式のインプラントと比較してインプラント埋入本数を少なくできる（治療費・外科侵襲を抑制）.
④患者可撤性のためメインテナンスが容易.
⑤既存義歯を活用することもできる.

インプラント義歯の特徴

	多数歯欠損を対象とした 固定性インプラント義歯		可撤性インプラント義歯	
	セメント固定	スクリュー固定	IARPD	IOD
装置の揺れ	なし		あり	
咀嚼能率	優れる		可撤性であるため固定性に比べると劣る	
装着感	優れる		義歯床が存在するため劣る	
審美性	優れる	アクセスホールがみえるためやや劣る	クラスプなどの支台装置が存在する場合は劣る	コンプリートデンチャーとほぼ同様
デンチャースペースの回復	劣る		優れる	
清掃性	患者非可撤式のため劣る		可撤式のため優れる	
歯の切削	なし		鉤歯	―
支持様式	インプラント支持のみ 歯根膜感覚はない		歯, 粘膜, インプラント支持	粘膜, インプラント支持
外科的侵襲	大きい		比較的少ない	
治療費	高い		比較的安い	
メインテナンス（修理）	やや困難	比較的容易	容易	

各種義歯

1) インプラントアシステッド・リムーバブルパーシャルデンチャー (IARPD)

　部分的な歯の欠損症例に対して，欠損部顎堤にインプラントを埋入し，パーシャルデンチャーの支台歯として利用する方法．通常，インプラントにはスタッドアタッチメントを連結する．

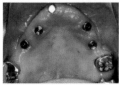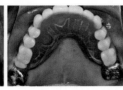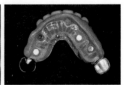

IARPD

2) インプラント・オーバーデンチャー (IOD)

　無歯顎に対して少数のインプラントを埋入し，アタッチメントを連結してオーバーデンチャーの支台として用いる方法．下顎無歯顎では2本のインプラントが有効であり，下顎無歯顎患者への第一選択は2-Implant Overdentures (2-IOD) であるとの見解が得られている (McGill consensus statement)．

　上顎無歯顎では少なくとも4本のインプラントが必要であり，骨質によって連結固定が必要とされる．

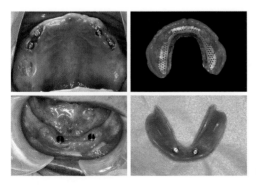

IOD

バーアタッチメント

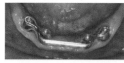
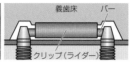

磁性アタッチメント　　　　　フラットタイプ　　　ドームタイプ　　セルフアジャスティングタイプ

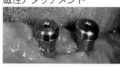
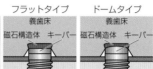

ロケーターアタッチメント

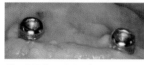
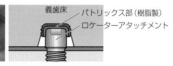

ボールアタッチメント

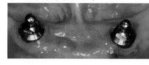
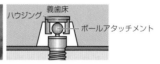

	バー	マグネット	ロケーター	ボール
平行性	不要	ある程度必要	必要（20°まで）	必要（15°まで）
必要なクリアランス	7mm	3mm	5mm	7mm
側方力	受ける	受けにくい	受ける	受ける
清掃性	×	○	△	○
特徴	・インプラントの印象が必要 ・バーにより，インプラント同士が一次固定される ・クリップ/ライダーの設置位置によっては回転を許容する ・強い維持力が得られやすい ・清掃が困難	・半永久的に減衰しない安定した維持力 ・MRI画像にアーチファクトを生じる ・維持力は磁力の強さの変更により調節可能 ・クリアランスが少なくても適用できる ・巧緻性の低下した患者や力の弱い患者でも着脱が容易	・維持部（樹脂製のインサート）の劣化により定期的な交換が必要で，変形すると装着困難になる ・維持力は樹脂製のインサートの変更により調節可能 ・上部構造の陥凹部にプラークが付着しやすい	・経時的に摩耗する ・2か所のみ設置すると回転軸が生じる ・維持力は金属キャップのスリット幅で調節可能

アタッチメントの比較

Ⅲ. ノンメタルクラスプデンチャー

　塑性樹脂の弾性を維持力として応用した可撤性パーシャルデンチャーで，素材となる樹脂には比較的弾性が高いポリアミド（ナイロン）系樹脂，耐久性に優れたポリカーボネート系樹脂，また常温重合レジンと接着性を有するポリエステル系樹脂などがある．

　義歯床の剛性が不足するためフレームワーク，金属レストを組み込む必要がある．

1) 長所

①審美性に優れる

②薄く軽量である

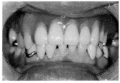 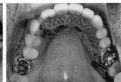 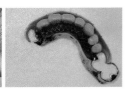

ノンメタルクラスプデンチャー

2) 短所

①適応症例に制限がある

②フレームワークをもたないタイプのものは義歯設計要件を満たさないため，樹脂の弾性により疼痛や顎堤吸収，支台歯の移動を生じる

③修理やリラインが困難である

④長期使用で材料が劣化（維持力・着色）しやすい．

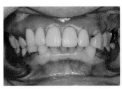 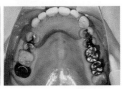 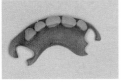

フレームワークのないノンメタルクラスプデンチャーと樹脂の劣化

Ⅳ. 顎義歯 よくでる

　外傷，腫瘍，先天的疾患などで顎堤，顎骨を含む広範な欠損をもつ患者に対して製作する義歯である．

A 目的

①顔面形態の回復

②嚥下機能の回復

③構音機能の回復

④咬合と咀嚼機能の回復

⑤鼻腔への食物などの漏出防止や息もれを防ぐため，特別な形態を付与する．

⑥患者の心理的負担の軽減

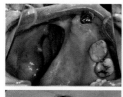
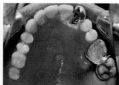
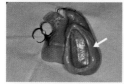
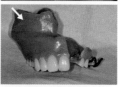

栓塞子(オブチュレーター)[*]
口蓋裂や口蓋切除後に欠損部が鼻腔や上顎洞に穿孔している場合，欠損腔の閉鎖のために栓塞子(矢印)が上顎義歯に連結される．

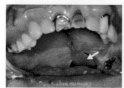
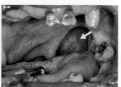

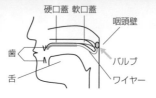

硬口蓋　軟口蓋
咽頭壁
歯
バルブ
舌
ワイヤー

スピーチエイド[*]
鼻咽腔閉鎖時に生じた空隙をバルブで塞ぎ(矢印)，発音の際に鼻から息が漏れるのを塞いで発音の改善をはかる．

V. 摂食嚥下補助床

A 舌接触補助床

舌の運動障害や舌亜全摘出後，舌と口蓋の接触が得られない場合に舌の口蓋への接触を補助し，上顎義歯の口蓋部を膨らませた形態をもつ装置である．PAP（palatal augmentation prosthesis）と称される．

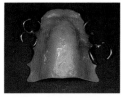 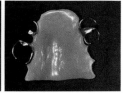

舌接触補助床
口蓋部だけの装置として製作された舌接触補助床

B 軟口蓋挙上装置

神経筋機能の低下により飲み込むときに軟口蓋が挙上せず，鼻腔との閉鎖が正常に行われない場合に，口蓋床を延長して機械的に軟口蓋を挙上させる装置である．PLP（palatal lift prosthesis）と称される．

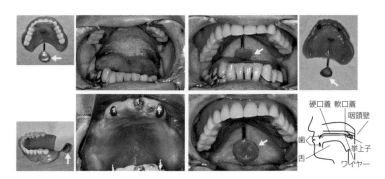

軟口蓋挙上装置*
挙上子（矢印）により軟口蓋を挙上することにより，鼻咽腔を狭くし，少しの運動で鼻咽腔閉鎖を得られるように補助する．

*症例は横浜市立みなと赤十字病院歯科口腔外科 向山 仁先生のご提供による．

—Memo—

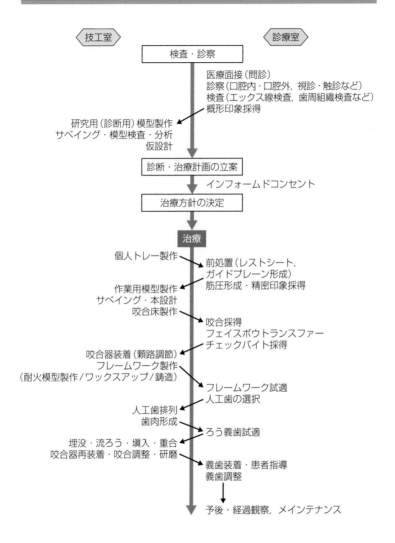

技工室　　　　　　　　　　　　　　　　診療室

検査・診察

　　　　　　　医療面接（問診）
　　　　　　　診察（口腔内・口腔外，視診・触診など）
　　　　　　　検査（エックス線検査，歯周組織検査など）
　　　　　　　概形印象採得

研究用（診断用）模型製作
サベイング・模型検査・分析
　　　　　仮設計

診断・治療計画の立案

　　　　　　　インフォームドコンセント

治療方針の決定

治療

個人トレー製作　　　　前処置（レストシート，
　　　　　　　　　　　ガイドプレーン形成）
作業用模型製作　　　　筋圧形成・精密印象採得
サベイング・本設計
咬合床製作　　　　　　咬合採得
　　　　　　　　　　　フェイスボウトランスファー
咬合器装着（顆路調節）　チェックバイト採得
フレームワーク製作
（耐火模型製作／ワックスアップ／鋳造）
　　　　　　　　　　　フレームワーク試適
　　　　　　　　　　　人工歯の選択
人工歯排列
歯肉形成　　　　　　　ろう義歯試適
埋没・流ろう・塡入・重合
咬合器再装着・咬合調整・研磨
　　　　　　　　　　　義歯装着・患者指導
　　　　　　　　　　　義歯調整

　　　　　　　　　　　予後・経過観察，メインテナンス

付録 2 ― フレームワークの製作手順

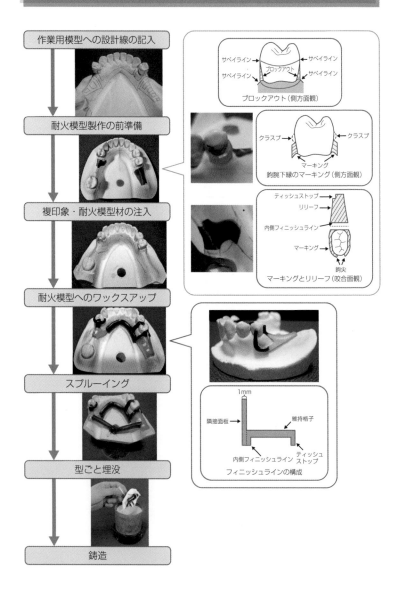

作業用模型への設計線の記入

耐火模型製作の前準備

複印象・耐火模型材の注入

耐火模型へのワックスアップ

スプルーイング

型ごと埋没

鋳造

サベイライン　サベイライン
ブロックアウト
サベイライン　サベイライン
ブロックアウト（側方面観）

クラスプ　クラスプ
マーキング
鉤腕下縁のマーキング（側方面観）

ティッシュストップ
リリーフ
内側フィニッシュライン
マーキング
鉤尖
マーキングとリリーフ（咬合面観）

1mm
隣接面板　維持格子
内側フィニッシュライン　ティッシュストップ
フィニッシュラインの構成

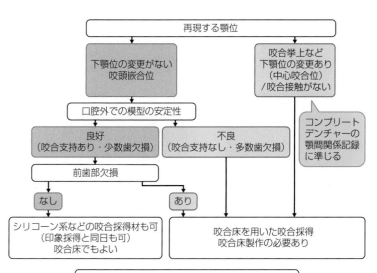

口腔内で咬合採得は問題なくできていたが, 模型で咬ませようとすると咬合状態が再現されない

原因① 咬合採得時の残存歯列を作業模型が正確に再現できていない
・残存歯 (対合歯含む) が動揺しており, 咬合圧で残存歯が変位し模型と不一致
・印象材が歪みを生じており, 口腔内残存歯と模型の形態が不一致 (印象のエラー)

　➡ ・再印象で解決する場合は再印象 (印象時にトレーから印象体が剝がれていた場合など)
　　・できるだけ咬合圧を弱くして咬合採得を行う.

原因② 咬合堤の不均一 (不十分) な軟化
・残存歯に咬合接触はあるが, 咬合堤の軟化不足のため, 咬合圧で咬合床が沈下する.
　しかし, 模型では咬合堤が沈下しないためにエラーが起こる.
　(残存歯と粘膜との被圧変位量の差や, 強い咬合力での咬合採得)

　➡ ・コンプリートデンチャーなら転覆試験で確認
　　・再度, 均一に咬合堤を軟化してゆっくり弱く咬ませて咬合採得
　　・口腔内で動きにくいような咬合床の製作

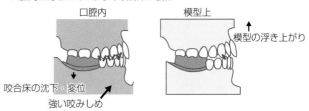

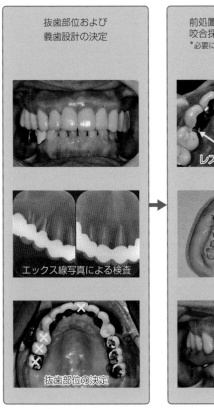

抜歯部位および
義歯設計の決定

エックス線写真による検査

抜歯部位の決定

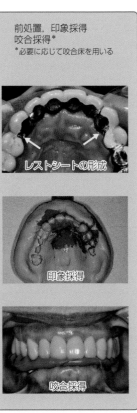

前処置，印象採得
咬合採得*
*必要に応じて咬合床を用いる

レストシートの形成

印象採得

咬合採得

①咬合器装着
②～⑤作業用模型上で抜歯部位の歯を削除*，設計線の記入
⑥義歯製作（支台装置製作・人工歯排列*・埋没・填入・重合・研磨）
*正中線を越えて両側前歯部の排列を行う際には，1歯ずつ削除して排列したり，まず片側のみ削除
　して排列したりするなど，審美性が大きく変化しないように配慮する

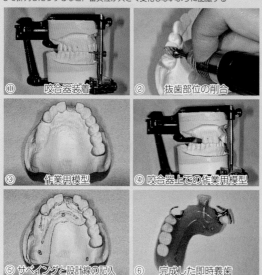

① 咬合器装着
② 抜歯部位の削合
③ 作業用模型
④ 咬合器上での作業用模型
⑤ サベイングと設計線の記入
⑥ 完成した即時義歯

抜歯，義歯装着

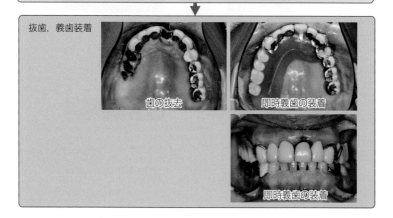

歯の抜去
即時義歯の装着
即時義歯の装着

ワックス材料

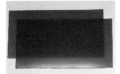

パラフィンワックス：
咬合床の咬合堤，ろう義歯の歯肉部，
ボクシング，ブロックアウト

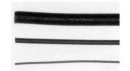

レディキャスティングワックス：
鋳造時のスプルー
フレームワークのワックスアップ
の厚みの参考

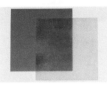

シートワックス：
フレームワーク製作時の前準備
フレームワークのワックスアップ

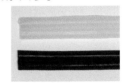

ユーティリティーワックス：
既製トレーの補正，ボクシング

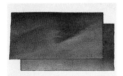

咬合採得用ワックス：
咬合床（印記面 1～2mm 程度）

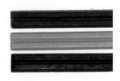

インレーワックス：
フレームワークのワックスアップ

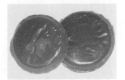

印象用ワックス：
機能印象
（オルタードキャストテクニック）

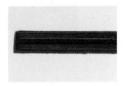

スティッキーワックス：
咬合器装着時の模型の固定

印象採得時に用いられる器具

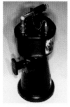

アルコールトーチ

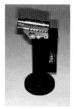

ガストーチ

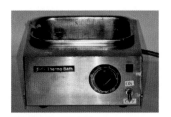

恒温槽（サーモバス）

咬合採得時に用いられる器具

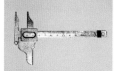

坪根式バイトゲージ

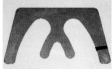

咬合平面測定板

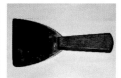

金属ヘラ

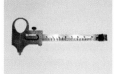

ノギス

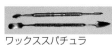

ワックススパチュラ

エバンス

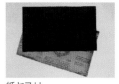

紙ヤスリ

埋没・塡入時に用いられる器具

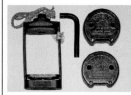

クランプ，レンチ，フラスク

油圧プレス機

コーヌステレスコープクラウン
に用いられる器具

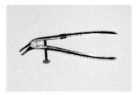

コーヌスクラウンプライヤー
外冠試適後の内冠の把持に用いる

全章

1) 日本補綴歯科学会編. 歯科補綴学専門用語集, 第5版. 医歯薬出版, 2019.
2) 三谷春保ほか編. 歯学生のパーシャルデンチャー, 第6版. 医歯薬出版, 2018.
3) 大久保力廣ほか編. パーシャルデンチャーテクニック, 第6版. 医歯薬出版, 2021.
4) 藍　稔, 五十嵐順正編. スタンダードパーシャルデンチャー補綴学, 第3版. 学建書院, 2016.

Chapter 3

1) Rehm H, et al. Biophysikalischer Beitrag zur Problematik starr abgestützter Freiendprothesen. *Dtsch Zahnarztl Z.* 1962；**17**：963-974.
2) 斉藤良一. 荷重時における歯の動態に関する研究. 口病誌. 1983；**50**(4)：568-587.
3) Körber, K. Zahnärztliche Prothetik Band 1：Funktionslehre, Gnathologie, Traumatologie. Georg Thieme Verlag, Stuttgart, 1975, 1-35.
4) 松浦基一. 口蓋部軟組織の加圧時の変化ならびにその組織学的研究. 口病誌. 1979；**46**(4)：79-118.

Chapter 13

1) 中嶌　裕ほか編. スタンダード歯科理工学, 第6版. 学建書院, 2016.
2) 髙橋英和ほか. ノンクラスプ用デンチャー材料の基礎的物性. 歯材器. 2009；**28**：161-167.

Chapter 15

1) Nakazawa I. A clinical survey of removable partial dentures：Analysis of follow-up examinations over a sixteen-year period. *Bull Tokyo Med Dent Univ.* 1977；**24**：125-137.
2) 佐藤隆志. 義歯床下粘膜の傷害・治癒過程に関する実験的研究. 補綴誌. 1976；**20**(3)：317-340.

Chapter 16

Feine JS, et al. The McGill consensus statement on overdentures：Mandibular two-implant overdentures as first choice standard of care for edentulous patients. *Gerodontology.* 2002；**19**(1)：3-4.

【著者略歴】

安部友佳
2006年 東京医科歯科大学歯学部卒業
2017年 昭和大学講師

岩佐文則
1990年 東京医科歯科大学歯学部卒業
2013年 昭和大学准教授

馬場一美
1986年 東京医科歯科大学歯学部卒業
2007年 昭和大学教授

歯科国試パーフェクトマスター
パーシャルデンチャー補綴学 第2版　　ISBN978-4-263-45898-3

2018年 5月25日　第1版第1刷発行
2023年 1月25日　第2版第1刷発行

著　者　安　部　友　佳
　　　　岩　佐　文　則
　　　　馬　場　一　美
発行者　白　石　泰　夫

発行所　医歯薬出版株式会社
〒113-8612　東京都文京区本駒込1-7-10
TEL.(03)5395-7638(編集)・7630(販売)
FAX.(03)5395-7639(編集)・7633(販売)
https://www.ishiyaku.co.jp/
郵便振替番号 00190-5-13816

乱丁．落丁の際はお取り替えいたします　　　　印刷・真興社／製本・皆川製本所